Schüßler Salze für Anfänger:

Übersicht, Anwendung und Wirkung von Schüßler Salzen. Das Praxisbuch für Anfänger.

Alfred Braun

Inhaltsverzeichnis

1. Einleitung

Was sind Schüßler-Salze und was bewirken sie?

Mineralien sind für unseren Körper genauso wichtig, wie Sauerstoff. Die Mineralsalze erfüllen eine Vielzahl von Funktionen: Sie unterstützen und regulieren Organfunktionen und harmonisieren auf diese Weise Fehlfunktionen. Dadurch erleichtern sie die Heilung einer Vielzahl von Beschwerden und haben einen entscheidenden Einfluss auf den allgemeinen Zustand des Körpers.

Ende des 19. Jahrhunderts entdeckte der deutsche Arzt Dr. Wilhelm Heinrich Schüßler 12 essenzielle Mineralsalze zur Behandlung verschiedener Beschwerden. Wie Dr. Schüßler postulierte, müssen die Salze die erkrankten Zellen direkt erreichen - genau dort sind sie gefragt.

Diese biochemischen Mineralsalze wurden von Dr. Schüßler mit seiner Theorie verfeinert, dass "die anorganischen Substanzen im Blut und im Gewebe ausreichen, um alle heilbaren Krankheiten zu heilen". Er vertrat folgende Ansichten:

1) Dass der menschliche Körper zwölf lebenswichtige anorganische Substanzen enthält, die für die Aufrechterhaltung der normalen Zellfunktion verantwortlich sind.

2) Wenn aus irgendeinem Grund eine oder mehrere dieser Substanzen zum Mangelgut werden, wird die normale Zellfunktion oder der Stoffwechsel gestört und der Zustand manifestiert sich als Krankheit.

3) Indem man dem System die fehlenden Elemente in Form von Schüßlers biochemischen Salzen liefert, können normale Zellfunktionen und Gesundheit wiederhergestellt werden.

Die zwölf Schüßler-Salze sind wichtig für das richtige Wachstum und die Entwicklung jedes Körperteils.

Fünf Hauptfunktionen im Körper

Die Mineralien haben fünf bekannte Hauptfunktionen im Körper:

1) sie sind Bestandteile von Enzymen

2) sie sind essenziell für die Übertragung von Nervenimpulsen

3) sie tragen Sauerstoff

4) sie bilden die Bausteine für Knochen und Zähne

5) sie sind Bestandteile von Hormonen

12 Schüßler-Salze

Die biochemische Therapie bedient sich der Grundlagen der Schüßler-Salze, die alle von Dr. Schüßler selbst entdeckt wurden.

15 weitere Salze, die auch für den Mineralstoffwechsel der Zellen wichtig sind, wurden von Dr. Schüßlers Nachfolgern entdeckt. Diese Salze verfeinern die Behandlung und wirken als Unterstützung für die Therapie mit den basischen Salzen 1 bis 12, welche im Weiteren detailliert behandelt werden. Folglich wurden sie als "ergänzende" Salze bezeichnet und mit den Zahlen 13 bis 27 gekennzeichnet.

Schüßler-Salze werden in homöopathischen Dosen dargereicht, um die Aufnahme der Stoffe in kleinteiliger Form zu erleichtern.

Sie können aufgrund dessen bereits im Mund von den Schleimhäuten aufgenommen werden und müssen nicht erst den langwierigen Weg per Darmpassage nutzen, der ggf. aufgrund verschiedener Faktoren in seiner Aufnahmefähigkeit gestört ist, und somit trotz korrekter Ernährung und Nahrungsergänzung, Mangelzustände auf Basis einer unharmonischen Darmflora hervorruft.

2. Historie

Die 12 Mineralsalze

Grundlegende homöopathische Heilmittel

Das "homöopathische" System der Zellsalzheilmittel wurde in den späten 1880er Jahren von Dr. Schüßler, einem deutschen Arzt entwickelt. Er analysierte den Ascherückstand menschlicher Zellen und fand 12 anorganische Mineralsalze. Er theoretisierte, dass diese 12 Elemente entscheidend für die Balance zwischen zellulärer Aktivität und Gesundheit sind. Als Schlussfolgerung dessen stellte er 12 homöopathische Mittel in niedriger Potenz her, damit diese 12 Elemente schnell und einfach assimiliert werden können.

Die Heilmittel werden seit über 120 Jahren weltweit von Millionen von Menschen verwendet. Sie haben sich als hilfreich beim Ausbalancieren vieler Zustände im Körper erwiesen. Viele dieser Mittel sind in der homöopathischen Praxis weltweit ein zentraler Bestandteil der Behandlung.

Die Stärke der Mineralsalze besteht darin, die konstitutionelle Gesundheit einer Person über lange Zeit, nachhaltig, aufzubauen.

Sie werden allgemein verwendet, um die Organe und das Gewebe wieder aufzubauen. Die Zellsalze sind Gleichgewichtsmittel. Sie dienen dazu, Überschuss und Mangel auszugleichen. Sie entfernen Überschüssiges sowie helfen bei Mängeln. Zellsalze wirken gut mit Kräutern und mit Vitamin- und Mineralstoffzusätzen.

Die Zellsalze sind auch ideal für Menschen jeden Alters. Die zwei Gruppen von Menschen, die am meisten von der Verwendung der Zellsalze profitieren, sind Kinder im Alter von 0 bis 3 Jahren, in denen die Kinder schnell wachsen. Bei Kindern kann man sie besonders während des Wachstums anwenden. Während der Wachstumsperioden können Sie sie für längere Zeiträume verwenden und sie täglich für 1 bis 2 Jahre am Stück geben. Alte Personen profitieren, weil sie sanft sind, aber helfen, Mangel auszugleichen.

Für ältere Menschen und Kinder ist es also durchaus eine Möglichkeit, Homöopathie ernährungsphysiologisch anzuwenden. Die Homöopathie erhöht die Lebenskraft auf subtile aber deutlich spürbare Weise, während die Zellsalze schrittweise, nachhaltig aufbauen. Die Homöopathie allgemein hat einen größeren Aktionsradius, besonders psychologisch. Die Schüßler-Salze haben eine eher engere Reichweite, dafür jedoch sehr spezifisch. In gewisser Weise sind die Zellsalze die "Vitamine & Mineralstoffe" der Homöopathie. Wenn ein homöopathisches Mittel nicht mehr greift, kommen die Zellsalze ins Spiel und stabilisieren Organe, Gewebe, etc. auf der grobstofflichen Ebene, zur Unterstützung eines chronischen Problems.

3. Dosierung:

Heilmittel werden in der Regel in einer Dosis von 4 Tabletten 4 Mal pro Tag angewendet, wobei sie akut viel häufiger verwendet werden können. Zum Beispiel ist Schüßler-Salz Nr.7, Magnesium phosphoricum, eines der besten Heilmittel für Schluckauf und kann alle 5 Minuten nach Bedarf genommen werden. Sie können also sehr flexibel mit den Dosen, je nach den Umständen umgehen.

Die Zellsalze werden in 5 Gruppen aufgeteilt. Die mit Abstand größte Gruppe von Zellsalzen ist die Kalziumgruppe.

Kalzium-Zellsalze sind häufig unsere wahren konstitutionellen Heilmittel. Kalziumkarbonat, ist das größte Einzelheilmittel, das in der Homöopathie verwendet wird.

1) Kalziumgruppe

Nr. 1 Calcium fluoratum (Calc fluor), Nr. 2 Calcium phosphoricum (Calc phos), Nr. 12 Calcium sulfuricum (Calc sulph)

2) Natriumgruppe

Nr. 8 Natrium chloratum (Nat mur), Nr. 9 Natrium phosphoricum (Nat phos), Nr. 10 Natrium sulfuricum (Nat sulf)

3) Kaliumgruppe (Potassium)

Nr. 4 Kalium chloratum (Kali mag), Nr. 5 Kaliumphosphat (Kalium phosphoricum), Nr. 6 Kalium sulfuricum

4) Magnesiumgruppe

Nr. 7 Magnesium phosphoricum (Mag phos)

5) Ferrum (Eisen)

Nr. 3 Ferrum phosphoricum (Ferrum phos)

6) Nr. 11 Silica oder Silicea Natrium, Kalium und Kalzium sind in 9 der 12 Heilmittel. Schwefel ist in 3 Mitteln.

4. D3, D6, D12 - Die Potenzen

Die Zellsalze werden in den homöopathisch potenzierten Verdünnungen D6 und D12, manchmal auch in D3 angeboten.

Aber was bedeutet diese Potenz?

Viele Leute wissen, dass das Potenzial etwas mit Verdünnung zu tun hat.

Aber es gibt eine Menge Verwirrung, wenn man versteht, dass die Mittel stärker wirken, je verdünnter sie sind.

Homöopathische Potenz

Die potenzierten Fähigkeiten haben ihren Ursprung in der Homöopathie.

Mit den Schüßler-Zellsalzen wird jedoch die Potenz unterschiedlich genutzt im Gegensatz zur Homöopathie.

Zunächst einige Erklärungen zu homöopathischen Potenzen.

Die homöopathischen Potenzen werden nicht einfach verdünnt, sondern der Verdünnungsprozess erfolgt Schritt für Schritt.

Auf einen Teil der Ausgangssubstanz (aktive Substanz) werden 10 oder 100 Teile der Verdünnungssubstanz (d. h. Ethanol oder Laktose) für jeden weiteren Schritt verwendet.

Die Quellsubstanz und die flüssige Verdünnungssubstanz werden eine Zeit lang geschüttelt, bis sie sehr gut miteinander kombiniert sind. Wenn feste unlösliche Substanzen verwendet werden, werden sie gründlich mit Laktose gemahlen.

Im nächsten Schritt wird die Verdünnung um 10 oder 100 wiederholt. Das wird immer wieder wiederholt.

Wenn die Verdünnung mit 10 Teilen in jedem Schritt durchgeführt wird, wird die Potenz in vielen Ländern mit einem „X" hinter der Anzahl der Schritte gekennzeichnet.

Die Potenz D6 wurde 6 Mal mit zehn Teilen verdünnt. So wird die Potenzierung in Deutschland gekennzeichnet.

Die Beziehung zwischen dem Ausgangsstoff und dem Verdünner ist 1: 1.000.000.

Auf 1 Gramm Quellstoff kommt 1 Tonne Verdünner (d. h. Laktose).

Die Theorie in der Homöopathie besagt, dass ein Heilmittel umso stärker ist, je mehr es potenziert (verdünnt) wird.

Diese Theorie passt nicht zur wissenschaftlichen Sichtweise. Es ist ein subtiler Mechanismus, der auf feinstofflicher Ebene wirkt und vom Körper sehr leicht aufgenommen wird und dabei intensive Wirkungen entfalten kann.

Potenzierte Salze

Da die Zellsalze eine Art Nebenprodukt der Homöopathie sind, ist es naheliegend, dass die Zellsalze auch in potenzierten Formen angeboten werden.

Der Grund, warum die Zellsalze potenziert sind, ist dennoch ein anderer, als in der Homöopathie.

Um die Grundidee von Dr. Schüßler verstehen zu können, sollte man wissen, dass Dr. Schüßler auf der Grundlage der wissenschaftlichen Erkenntnisse seiner Zeit arbeitete. Seine Theorie basiert auf einem wissenschaftlich orientierten Modell der Vergangenheit.

Es war also kein esoterisches Konzept, das von Dr. Schüßler entwickelt wurde, sondern eine Heilmethode, die auf der Moderne und der Wissenschaft des 19. Jahrhunderts beruht.

In der Zwischenzeit sind die Naturwissenschaften viel weiter als damals, und daher haben sich einige Ideen von Dr. Schüßler als akademisch nicht korrekt erwiesen. Dies beeinträchtigt jedoch die Wirksamkeit seiner Heilmethode nicht. Heutzutage muss nur noch die Erklärung, warum die Zellsalze helfen, wieder entdeckt werden.

Eine wesentliche Grundidee für das Zellsalzkonzept ist das Wissen, dass Mineralsalze durch den Verdauungstrakt chemisch stark verändert werden. In dieser veränderten Form können sie oft nicht in ausreichender Menge vom Körper aufgenommen werden.

Daher kann es zu einem Mangel an Mineralien in den Körperzellen kommen, trotz ausreichender Mineralsalze durch die Nahrung.

Wie ist es möglich, dass die Mineralsalze alle Körperzellen erreichen können?

Die Idee von Dr. Schüßler war, dass durch die Potenzierung eines Mineralsalzes dieses so weit gespalten werden kann, dass jedes einzelne Molekül allein steht und vollständig von dem Verdünner umgeben ist.

Dabei soll es möglich sein, dass die Mineralsalze von den Epithelzellen der Mundschleimhaut aufgenommen werden, um von dort direkt zum Blutstrom und zu den Körperzellen zu gelangen. Das Verdauungssystem wird durch diese Art der Aufnahme umgangen.

Heutzutage weiß man, dass es nicht möglich ist, die Salze auf Molekülgröße zu spalten.

Aber die Zellsalze werden immer noch von der Mundschleimhaut aufgenommen und direkt in den Blutkreislauf abgegeben.

Es ist überhaupt nicht notwendig, dass die Mineralsalze als einzelne Moleküle gegeben werden. Es ist ausreichend, dass sie in winzige kleine Portionen aufgeteilt wurden.

Standardpotenzen der Zellsalze

Die Zellsalze werden normalerweise in niedrigen Potenzen der 10er-Reihe verwendet.

Die aktuellen Potenzen der Zellsalze sind: D3, D6 und D12.

Dr. Schüßler selbst hat bevorzugt, die Kraft von D6 zu verwenden.

Manchmal kann man lesen, dass Dr. Schüßler empfohlen hat, immer mindestens die Potenz D6 mit wasserlöslichen Ausgangsstoffen zu verwenden.

Bei Substanzen, die nicht wasserlöslich sind, sollte die Potenz D12 verwendet werden.

Aus dieser Idee heraus wurden die Standardpotenzen entwickelt.

Die Standardpotenzen sind die typischen Potenzen, in denen die Zellsalze meist angeboten werden.

Dies sind die Standardpotenzen der basischen Zellsalze:

In Klammern findet sich übrigens die Nummerierung, welche außerhalb von Deutschland, in leicht abgeänderter Form angewendet wird.

Nr. 1. Kalziumfluorid D12

Nr. 2. Kalziumphosphat D6

Nr. 3. (4) Eisenphosphat D12

Nr. 4. (5) Kaliumchlorid D6

Nr. 5. (6) Kaliumphosphat D6

Nr. 6. (7) Kaliumsulfat D6

Nr. 7. (8) Magnesiumphosphat D6

Nr. 8. (9) Natriumchlorid D6

Nr. 9. (10) Natriumphosphat D6

Nr. 10. (11) Natriumsulfat D6

Nr. 11. (12) Silica D12

Nr. 12. (3) Kalziumsulfat D6

Nach anderen Quellen rät Dr. Schüßler jedoch auch zu niedrigeren Potenzen.

5. Übersicht über die Wirkung der Mineralsalze

Nr. 1 Calcium fluoratum	D12 Gelenke & Haut
Nr. 2 Calcium phosphoricum	D6 Zähne & Knochen
Nr. 3 Ferrum phosphoricum	D12 Immunsystem
Nr. 4 Kalium chloratum	D6 Schleimhäute & Zellstoffwechsel
Nr. 5 Kalium phosphoricum	D6 Nerven
Nr. 6 Kalium sulfuricum	D6 Stoffwechsel & Haut
Nr. 7 Magnesium phosphoricum	D6 Muskeln & Nerven
Nr. 8 Natrium chloratum	D6 Flüssigkeitshaushalt
Nr. 9 Natrium phosphoricum	D6 Stoffwechsel
Nr. 10 Natrium sulfuricum	D6 Entschlacken
Nr. 11 Silicea	D12 Bindegewebe, Haut & Haare
Nr. 12 Calcium sulfuricum	D6 Gelenke & Entzündungen
Nr. 13 Kalium arsenicosum	D6 Haut & Lebenskraft
Nr. 14 Kalium bromatum	D6 / D12 Haut & Nervensystem
Nr. 15 Kalium jodatum	D6 Schilddrüse
Nr. 16 Lithium chloratum	D6 Nerven
Nr. 17 Manganum sulfuricum	D12 Nerven, Knochen & Gelenke
Nr. 18 Calcium sulfuratum	D12 Vergiftungen, Stoffwechsel & Energie
Nr. 19 Cuprum arsenicosum	D12 Verdauung & Nieren
Nr. 20 Kalium aluminium sulfuricum	D12 Wunden, Magen & Darm
Nr. 21 Zincum chloratum	D12 Stoffwechsel & Nerven
Nr. 22 Calcium carbonicum	D12 Stoffwechsel & haut
Nr. 23 Natrium bicarbonicum	D12 Entschlacken & Entsäuern
Nr. 24 Arsenum jodatum	D12 Haut & Schleimhäute
Nr. 25 Aurum chloratum natronatum	D12 weibliche Organe & Rhythmus
Nr. 26 Selenium	D12 Entgiften

6. Schüßler Mineralien in der Ernährung

Folgende Lebensmittel verfügen über entsprechend positive Eigenschaften und sollten bei einem Mangel im Speiseplan berücksichtigt werden:

Nr. 1 - Calcium fluoratum: Bananen (sofern sie reif geerntet wurden), Kleie, Kresse, Knoblauch, Kohl, Pflaumen, Rhabarber, Spinat, Vollkornreis und Zwiebeln.

Nr. 2 - Calcium phosphoricum: Erbsen, Gerste, Hafer, Himbeeren, Kleie, Kohl, Kopfsalat, Linsen, Nüsse, Orangen und Zitronen (sofern am Baum gereift), Rhabarber, Roggen, Sesamsamen, Spinat, Schwarze Johannisbeeren, Weizen und Zwiebeln.

Nr. 3 - Ferrum phosphoricum: Bohnen, Brombeeren, Buchweizen, Datteln, Erbsen, Erdbeeren, Feigen, Gerste, Kleie, Kohl, Linsen, Nüsse, Pflaumen, Radieschen, Roggen, Rosinen, Spargel, Spinat und Wurzelgemüse.

Nr. 4 - Kalium chloratum: Äpfel, Blumenkohl, Brombeeren, Feigen, Gerste, Kohl, Kopfsalat, Kresse, Linsen, Löwenzahn, Nüsse, Oliven, Pampelmusen und Zitronen (sofern am Baum gereift), Rosenkohl, Rote Bete, Sellerie, Spinat und Tomaten.

Nr. 5 - Kalium phosphoricum: Äpfel, Brombeeren, Feigen, Gerste, Kohl, Kresse, Linsen, Löwenzahn, Nüsse, Oliven, Pampelmusen und Zitronen (sofern am Baum gereift), Rote Bete, Sellerie, Spinat und Tomaten.

Nr. 6 - Kalium sulfuricum: Äpfel, Blumenkohl, Brennnessel, Brunnenkresse, Datteln, Erdbeeren, Feigen, Kartoffeln (in der Schale gekocht), Kohl, Kopfsalat, Lauch- und Zwiebelgemüse, Meerrettich, Möhren, Nüsse, Petersilie, Rote Bete, Sellerie, Spargel, Spinat,

Tomaten, Zitrusfrüchte (sofern am Baum gereift).

Nr. 7 - Magnesium phosphoricum: Bananen, Bohnen, Datteln, Erbsen, Feigen, Gerste, Kohl, Linsen, Nüsse, Pflaumen, Roggen, Rosinen, Spinat, Weizenkleie und Zitrusfrüchte (sofern am Baum gereift).

Nr. 8 - Natrium chloratum: Brennnesseln, Erdbeeren, Feigen, Hafer, Kohl, Linsen, Möhren, Nüsse, Roggen, Sellerie, Spinat und Weizen.

Nr. 9 - Natrium phosphoricum: Artischocken, Erbsen, Erdbeeren, Gerste, Hafer, Kohl, Lauch- und Zwiebelgemüse, Linsen, Möhren, Nüsse, Roggen, Sellerie, Spinat und Weizen.

Nr. 10 - Natrium sulfuricum: Äpfel, Blumenkohl, Erdbeeren, Feigen, Hafer, Kartoffeln, Kohl, Kopfsalat, Linsen, Möhren, Nüsse, Orangen (sofern am Baum gereift), Sellerie, Spinat und Zwiebel- und Lauchgemüse.

Nr. 11 - Silicea: Erdbeeren, Feigen, Gerste, Gurken, Hafer, Hirse, Kohl, Kopfsalat, Spargel und Spinat.

Nr. 12 - Calcium sulfuricum: Erbsen, Gerste, Hafer, Kleie, Kohl, Kopfsalat, Linsen, Nüsse, Rhabarber, Roggen, Spinat, Weizen, Zitrusfrüchte (sofern am Baum gereift) und Zwiebeln.

7. 12 „Funktionsmittel“: Die primären Schüßler-Salze im Detail

Nr. 1 Calcium fluoratum - Das Salz für Bindegewebe, Gelenke und Haut

Synonyme - Calcii fluoridum. Kalziumfluorid. Calciumfluorat

Allgemeiner Name - Fluor Spar. Fluorid von Kalk, Fluorit

Chemische Eigenschaften - Formel, CaF_2

Es enthält 58,21 Teile von Kalzium. Calcium fluoratum kommt in der Natur in Flussspat vor; es kristallisiert in verschiedenen Farben und in kubischer oder oktaedrischer Form. Normalerweise ist es transparent oder durch Unreinheiten gräulich, kann jedoch durch Beimengung von verschiedensten Stoffen theoretisch jede Farbe annehmen. Es ist in Wasser unlöslich, aber wird durch Schwefelsäure zersetzt, die Hydrofluorsäure erzeugt.

“Fluor” leitet sich vom lateinischen Begriff “fluore” ab, was so viel bedeutet wie “fließen”.

Es wird als Flussmittel in der Metallverarbeitung eingesetzt, da es das Übergehen vom festen, in den flüssigen Zustand begünstigt.

Herstellung des Schüßler-Salzes

Ausgewählte Stücke von Kristallfluorspat werden durch Verreibung hergestellt.

Physiologisch-chemische Daten

Calcium fluoratum ist in der Oberfläche der Knochen vorhanden und ist ebenso im

Zahnschmelz zu finden. Es ist auch ein Bestandteil der elastischen Fasern der Epidermis. Selbige befinden sich in der Haut, im Bindegewebe und in den Gefäßwänden.

Ein Ungleichgewicht von Calcium fluoratum verursacht eine fortgesetzte Ausdehnung, Erweiterung oder einen chronisch entspannten Zustand der betroffenen Stellen.

Wenn die elastische Faser irgendeines Teils von Gefäßen des Bindegewebes oder des lymphatischen Systems zu einem solchen Zustand der Entspannung gekommen ist, kann die Absonderung einer Flüssigkeit (Exsudation) in einem solchen Teil nicht stattfinden. In Konsequenz dessen setzt eine Verhärtung des Teils ein. Wenn die elastischen Fasern der Blutgefäße eine Störung der Moleküle von Calcium fluoratum erleiden, können pathologische Vergrößerungen von Blutgefäßen stattfinden, die als Hämorrhoidaltumore auftreten. Variköse und vergrößerte Venen, sowie vaskuläre Tumoren und indurierte Drüsen sind ebensolche Symptome, die von der gleichen Quelle herrühren.

Der Verlust von Calcium fluoratum im System wird somit gefolgt von:

1. einer harten, knotigen Exsudation an der Oberfläche eines Knochens

2. einer Lockerung der elastischen Fasern, also Gefäßerweiterung, Entspannung und Verschiebungen der Gebärmutter, Entspannung der Bauchwand, daher „hängender Bauch", Blutung von Gebärmutter, in Abwesenheit von Schmerzen

3. Exsudation (Aussonderung) von Keratin aus den Zellen der Epi-

dermis (Keratin ist in der Haut enthalten, sowie in Haaren und Nägeln); das Exsudat trocknet leicht und bildet eine anhaftende Kruste; häufig in Handflächen vorzufinden, wo sich durch Arbeit Risse bilden

Hinsichtlich der Aufhebung dieser Verhärtungen sind zwei Möglichkeiten zu erwägen:

a) Die elastischen Fasern in der Nähe der Verhärtung haben ihre Funktionsfähigkeit, aufgrund des Drucks, der ausgeübt wird, verloren. Wird Calcium fluoratum verabreicht, stellt es ihre funktionelle Integrität wieder her. Dadurch wird es möglich, die Exsudation abzuwerfen, die dann vom Lymphsystem absorbiert wird.

(b) Durch die volumetrische Kraft, der im Blut enthaltenen Kohlensäure wird ein Teil des Fluors vom Fluorid des Kalkes, der sich mit Wasserstoff verbindet, abgespalten.

Hydrofluorsäure, die allmählich die Moleküle des zu entnehmenden morbiden Produkts auflöst, wird durch die Lymphgefäße aufgenommen. Die Rolle der Kohlensäure kann auch von Schwefelsäure übernommen werden. Letztere entsteht bei der Oxidation von Albuminoiden.

Allgemeine Auswirkungen bei Fluormangel - Krankheiten, die ihren Sitz in der Substanz der Knochenoberfläche haben, im Zahnschmelz und einem Teil aller elastischen Haut des Bindegewebes, oder der Wände der Blutgefäße usw.

Also: Alle Krankheiten, die dahingehend zurückverfolgt werden können, dass elastische Fasern sich zu weit ausdehnen, einschließlich Ausdehnung der Blutgefäße, Bluttumore und Hämorrhoiden, variköse und vergrößerte Venen, indurierte Drüsen von großer Härte. Unterversorgung der Knochen, besonders der Zähne. Uterusverschiebungen, etc., Verhärtungen.

Leitsymptome und charakteristische Hinweise

Mentale Symptome - große Depression, unbegründete Angst, z. B. vor finanziellem Ruin. Unentschlossenheit. Disposition zum Setzen von höheren Werten auf Geld als üblich für die betroffene Person.

Kopf und Kopfhaut - Bluttumor liegt vor an den Scheitelbeinknochen neugeborener Säuglinge, auf einem rauen Knochen. Prellungen der Knochen der Kopfhaut, mit harten, rauen, unebenen Klumpen. Harte Auswüchse auf der Kopfhaut. Zephalhämatom. Geschwüre der Kopfhaut mit gefühllosen, harten Rändern. Kopfschmerzen mit Ohnmacht in der Nacht, Besserung am Abend.

Augen - Flackern und Funkeln vor den Augen. Flecken auf der Hornhaut, Konjunktivitis. Verschwommene Sicht nach Verwendung der Augen. Katarakt. Augäpfel schmerzen, Besserung durch Schließen der Augen bzw. leichtes Drücken.

Ohren - Kalkablagerungen an den Pauken.

Nase - Kälte im Kopf, unwirksames Verlangen zu niesen, verstopft, trocken, erkältet. Reichlich, dicker, grünlicher, klumpiger, gelber Nasenkatarrh. Knochenwucherungen an Nasenknochen.

Gesicht - harte Schwellung an der Wange, begleitet von Schmerz bzw. Zahnschmerz, harte Schwellung am Kieferknochen, kalte eher kleine Bläschen, harte Herpesbläschen auf den Lippen, ausgelöst durch Kälte.

Mund - Zahnfleisch mit starker Schwellung am Kiefer, steinharte Schwellung am Kieferknochen. Eingerissene Mundwinkel.

Zunge - zerfurchtes Aussehen der Zunge mit oder ohne Schmerz. Verhärtung der Zunge, Härtung nach Entzündung.

Zähne - Zahnschmelz der Zähne rau. Unnatürliche Lockerung der Zähne mit oder ohne Schmerzen, es lösen sich die Zähne in den Höhlen. Unterernährung der Zähne. Zahnschmerzen, wenn irgendein Essen den Zahn berührt. Zahnschmerzen mit einer Lockerheit der Zähne.

Kehle - kitzeln im Larynx (Rachen), durch Verlängerung der Uvula (Zapfen) verursacht. Uvula entspannt, verursacht Irritierung, Kitzeln und Husten. Schleim am Morgen. Brennen im Hals erfährt Besserung durch warme Getränke.

Magensymptome - Erbrechen von unverdautem Essen. Schluckauf durch exzessives Räuspern von Schleim, Schwächung während des Tages.

Abdomen und Stuhl - Unfähigkeit, Kot zu lassen. Riss des Anus, und sehr schmerzhafter Riss am unteren Ende des Darms. Blutende Hämorrhoiden. Jucken des Anus wie von Würmern. Innere oder äußere Furunkel, häufig mit Rückenschmerzen, meist weit unter dem Kreuzbein in Verbindung mit Verstopfung. Bluthochdruck am Kopf. Viel Luft in den unteren Eingeweiden.

Geschlechtsorgane - viel Urin, häufiger Drang. Spärlich, stark gefärbt, und emittiert einen stechenden Geruch.

Schwangerschaft - Schmerzen nach schwachen Kontraktionen. Harte Knoten in der Brust. Sexuelle Organe - Verschiebungen des Uterus. Prolapsus, Absinken der Gebärmutter. Ziehen im Bereich der Gebärmutter und der Oberschenkel, Absenkung der Gebärmutter.

Vergrößerung der Blutgefäße - das Hauptmittel, um die Kontraktfreudigkeit der elastischen Fasern wiederherzustellen. Erweiterung im Herzen, bei Herzklopfen. Hauptmittel für vaskuläre Tumore mit erweiterten Blutgefäßen. Krampfadern in den Venen; auch das Hauptmittel gegen Krampfadern und vergrößerte Venen. Vergrößerung, Hypertrophie des Herzens.

Extremitäten - verkapselte Tumore im hinteren Teil des Handgelenks. Vergrößerungen der Gelenke der Finger, Spina Ventosa. Lumbago von Belastungen. Entzündung des Kniegelenks, chronische Synovitis. Knacken in den Gelenken. Eiterung von Knochen. Schwellung von Ellenbogen, Krepitation, zeigt Mangel von Synovialflüssigkeit. Exostosen auf Fingern. Knochenwucherungen an den Knochen der unteren Extremitäten.

Nervliche Symptome - Schwäche und Müdigkeit den ganzen Tag, vor allem am Morgen.

Schlaf - lebhafte Träume, mit dem Gefühl der drohenden Gefahr von neuen Szenen, Orten usw.

Fieberhafte Symptome - Fieberanfälle, die eine Woche oder länger andauern, mit Durst; trockener, brauner Zunge.

Haut - Risse der Haut. Risse in den Händen oder auf der Hornhaut. Riss des Anus. Eiterungen mit gefühllosen, harten Kanten. Krankhafte Geschwüre, die dicken, gelben Eiter absondern.

Gewebe - verhärtete Drüsen von enormer Härte. Knoten, Kerne und Tumore in der weiblichen Brust. Prellungen an der Knochenoberfläche, harte, raue und unebene Knoten, wie am Schienbein. Wassersucht verursacht durch Herzkrankheit.

Schwellungen oder verhärtete Vergrößerungen, die ihren Sitz in den Faszien und Kapselgelenken oder in den Sehnen haben. Spina Ventosa. Geschwüre an Knochen oder Schmelz; Knochenverletzungen. Exsudation an der Oberfläche der Knochen, die schnell verhärten und eine knotige oder gezackte Form annehmen. Eiterung von Knochen.

Modalitäten - schlimmer bei feuchtem Wetter, aber erleichtert durch Reibung.

Homöopathische Daten - Calcium fluoratum wurde von J. B. Bell berichtet.

Das Mittel war sehr wenig, wenn überhaupt, homöopathisch benutzt worden, bis Schüßler es zur Geltung brachte.

Anwendung - die höheren Potenzen dieses Medikaments geben die besten Ergebnisse, vor allem in Bezug auf Knochen. Es kann auch äußerlich bei solchen Krankheiten wie Fissura Ani, Wucherungen, Hämorrhoiden, Krampfadern angewendet werden. Es wird angewendet, indem etwa zwanzig Körner, in der gewünschten Potenz in einem halben Glas Wasser aufgelöst werden und dann auf Baumwolle oder ein anderes Medium aufgetragen werden.

Beziehung - Calcium fluoratum sollte unbedingt in seinen Symptomen des Geistes und körperlicher Ebene, des Rachenraumes studiert werden. Es besteht eine enge Verbindung mit seinem Verwandten Calcium carbonicum in seinen schlafbezogenen Symptomen im Zusammenspiel mit Fluorsäure. Es spricht auf viele Symptome von Phosphor, Mercur, Ruta, Aurum, Silica usw., an. Oft nützlich nach Hexenschuss oder nach Natrium chloratum bei Fieberbläschen.

Nr. 2 Calcium phosphoricum - das Salz der Knochen und Zähne

Synonyme - Calcii Phosphas precipitata. Calcis phosphas.

Präzipitiertes Kalziumphosphat. Calciumphosphat.

Allgemeiner Name - Phosphat von Kalk

Chemische Substanzen - $Ca3(PO4)2$

Dr. Hering bereitete Calcium phosphoricum zu, indem er verdünnte Phosphorsäure in Kalkwasser zugegeben hat - und zwar so lange, bis es weiß ausgeflockt ist. Es wurde mit destilliertem Wasser gewaschen und in einem Wasserbad getrocknet. Unlöslich in Wasser oder Alkohol, löslich in verdünnter Salpetersäure und anderen Säuren und zu einem gewissen Grad in Kohlensäurewasser.

Herstellung - das Phosphat von Kalk wird durch Verreiben hergestellt.

Physiologisch-chemische Daten - Calcium phosphoricum ist für das richtige Wachstum und die ausgewogene Ernährung des Körpers unbedingt notwendig. Dieses Salz befindet sich im Blutplasma, im Speichel und im Magensaft, Knochen, Bindegewebe, Zähnen, Milch etc. Es gibt den Knochen Festigkeit. Calcium phosphoricum hat eine spezielle chemische Affinität für Eiweiß, welches die organische Basis für dieses Salz im Gewebe bildet und wird dort benötigt, wo Albumin oder Eiweißstoffe in den Sekreten vorzufinden sind. Es liefert außerdem neue Blutzellen und ist das Mittel der Wahl bei Anämie und Chlorose. Es ist von größter Bedeutung für die weichen und wachsenden Gewebe, fördert das Zellwachstum und liefert die erste Basis für die neuen Gewebe, welche notwendig sind, um Wachstum zu initiieren.

Allgemeine Wirkung - Calcium phosphoricum ist heilsam bei Krankheiten einer gestörten Wirkweise der Kalkmoleküle im Körper, so, wie es bei der Spätbildung von Kallus um die Enden von Knochenbrüchen, unnatürlichem Wachstum und mangelhafter Nahrung von Knochen und anderen Texturen der Fall ist.

Also schließt der Wirkungsbereich dieses Mittels alle Knochenerkrankungen ein.

Wenn aus irgendeinem Grunde die Menge an Kalkphosphat, das für die Nutzung in der Tierwirtschaft bereitgestellt war, niedrig ist, leidet das vegetative System, verursacht durch fehlerhafte Ernährung, in erster Linie. Unvollständiges Zellwachstum und konsequenter Zerfall und Abbau von Gewebe insbesondere des Knochen- und Drüsensystems sind die Folgen.

Es wird außerdem angewendet bei Krämpfen. Ein weiteres wichtiges Merkmal ist seine stärkende Wirkung nach akuten Krankheiten, entweder direkt oder als Wegbereiter für andere Heilmittel, indem es das System zum Handeln stimuliert und so zu einem wichtigen Vermittler wird.

Schüßler erkennt den Ursprung der roten Blutkügelchen in den Weißen. Die Verabreichung dieses Minerals stimuliert die Produktion der weißen Blutkörperchen und erhöht somit zwangsläufig die Bildung von roten Blutkörperchen indirekt durch die Förderung der weißen Kügelchen.

Praktisch erweist sich dieses Mittel in vielen Fällen als echtes Tonikum.

So z. B. bei chronischen Krankheiten und Hektik, wenn Phosphat im Überschuss im Urin gefunden wird und auf ein fehlerhaftes Arbeiten der Ausscheidungsorgane hindeutet. Im Falle von Anämie bei jungen, schnell wachsenden Menschen; bei Frauen, die geschwächt sind durch rasche Geburten, längeres Stillen oder übermäßige Menstruation; bei Begleitkrankheiten mit erschöpfenden Ausscheidungen, wie bei chronischer Bronchitis, chronischem tuberkulösen Durchfall, sowie bei Nachtschweiß und Abszessen. Durch seine Sekret anregende Wirkung wirkt es heilsam.

Im Alter, wenn die Regenerationsfunktion im Nervengewebe abnimmt, ist Calcium phosphoricum angezeigt. Es ist ebenso nützlich bei vaginalem Juckreiz sowie

Rekonvaleszenz von schweren akuten Erkrankungen; Tuberkulose, mit typischer Abmagerung, Nachtschweiß, Bluthusten und anderen starken körperlichen Symptomen.

Calcium phosphoricum in niedrigen Potenzen verspricht vielfach, die Schwere des Falles zu mildern und ist bei Weitem der üblichen Eisenbehandlung vorzuziehen. Krämpfe und Schmerzen, die durch Anämie verursacht werden, werden durch dieses Mittel beseitigt. Diese Schmerzen sind begleitet durch Gefühle der Kälte und Taubheit.

Leitsymptome und charakteristische Hinweise

Psychische Symptome - beeinträchtigtes Gedächtnis, mentale Angst bei allen Arten von Schwierigkeiten. Kinder verhalten sich mürrisch, dumm und zeigen ein langsames Verständnis. Nach Kummer, Ärger, Enttäuschung.

Kopf und Kopfhaut - Schwindel im Alter; Kopfschmerzen; ein kaltes Gefühl im Kopf; der Kopf fühlt sich kalt an, bei Berührung. Kopfschmerzen, vor und während des zweiten Zahnens, nach geistiger Anstrengung und aufgrund von Feuchtigkeit sowie Wetterumschwüngen. Kopfschmerzen mit Flatulenz. Rheumatische Kopfschmerzen; Risse in den Knochen des Schädels. Fontanelle bleibt zu lange offen, der Schädel ist weich und dünn. Chronischer Hydrocephalus; sehr großer Kopf, Knochen getrennt. Kopfhaut wund, Taubheit; Juckreiz der Kopfhaut am Abend. Skrofulöse Geschwüre an der Spitze des Kopfes. Hydrocephaloide Zustände, akut oder chronisch; auch, um diese Bedingungen zu verhindern. Kahle Stellen am Kopf.

Ohren - äußere Ohren fühlen sich kalt an. Knochen um das Ohr herum schmerzen. Ohrenschmerzen mit rheumatischen Beschwerden, verbunden mit geschwollenen Drüsen.

Nase - Nasenspitze eiskalt. Geschwollene, ulzerierte (eitrige) Nase. Erkältung der oberen Atemwege, mit eiweißhaltigem Ausfluss aus der Nase. Niesen und wunde Nasenlöcher. Chronische Erkältungen in anämischen Patienten. Große Nasenpolypen. Bluten am Nachmittag.

Gesicht - Gesicht voller Pickeln, besonders bei Mädchen. Fahle Gesichtsfarbe, fettig aussehend. Kalter Schweiß im Gesicht. Gesichtsschmerzen; Schmerzen im Oberkiefer, nachts Symptomatik verschlimmert. Schwellung von Ohrspeicheldrüsen- und Unterdrüsen, mit Ohrenschmerzen. Lupus. Sommersprossen.

Mund - am Morgen: ekelhafter Geschmack im Mund. Bitter, mit Kopfschmerzen. Eine Abneigung dagegen, den Mund zu öffnen, aufgrund von schmerzhaft geschwollenen Mandeln. Oberlippe geschwollen und schmerzhaft.

Zunge - Zunge geschwollen, taub, steif, mit Pusteln, weiß, zerfurcht. Bitterer Geschmack am Morgen mit Kopfschmerzen.

Zähne - Zähne entwickeln sich langsam; Beschwerden beim Zahnen; zu schneller Zerfall der Zähne. Krämpfe beim Zahnen. Zahnschmerzen mit beißenden, langwierigen Schmerzen, schlimmer nachts. Zahnfleisch schmerzhaft und entzündet oder blasses Zahnfleisch.

Hals - Lymphknoten schmerzhaft. Heiserkeit am Tag und in der Nacht. Brennen im Kehlkopf und Hinterteil der Zunge. Schmerzen im Hals, gepaart mit viel Schmerz beim Schlucken in jegliche Richtung. Ständiges Summen und Brummen beim Sprechen. Chronische Vergrößerung der Mandeln.

Magensymptome - Sodbrennen und viel Flatulenz. Ungewöhnlicher Heißhunger. Schmerz nach dem Essen, reagiert mit Übelkeit auf Druck. Das aus dem Magen stammende Leid wird verschlimmert durch die Einnahme selbst der kleinsten Mengen an Nahrung. Dyspepsie mit aufgewühltem Magen, zeitweilig erleichtert durch Essen und Flatulieren. Beim Fasten geht der Schmerz zur Wirbelsäule.

Der Säugling will die ganze Zeit gestillt werden, erbricht sich dabei jedoch wiederholt. Schmerzen im Magen verbunden mit allgemeiner Schwäche. Erbrechen nach kaltem Wasser und Eiscreme. Kopfschmerzen und Durchfall, schlimmer durch Essen. Sehnt sich nach Speck, gesalzenem, geräuchertem Fleisch, was sich jedoch nicht gut auswirkt. Bauch eingesunken. Mesenterialdrüsen vergrößert. Kolik bei jedem Versuch zu essen.

Bauch und Stuhlgang - Schmerzen und Brennen sowie einfallendes Gefühl, um den Bauchnabel herum. Kolik, mit grünem, schleimigem, unverdautem Durchfall. Großes Verlangen nach schwer verdaulichen Dingen - Schinken, geräuchertes Fleisch usw.; Bauch eingesunken. Der Stuhl ist heiß, wässrig, laut und wird spritzend ausgeschieden. Nützlich bei Sommerbeschwerden und Kindern, die zahnen. Durchfall wird durch Obst verschlimmert. Schreie, verursacht durch Schmerzen. Schmerzen um den Nabel herum, jedes Mal, wenn das Kind gestillt wird. Entfernt die Neigung zu Darmparasiten bei anämischen und schwachen Patienten. Gallensteine, um Neubildungen zu verhindern. Chronische, nässende Hämorrhoiden bei anämischen oder schwachen Patienten. Risse des Anus. Fisteln. Personen, die Schmerzen in allen Gelenken haben, bei jeglichem Wetterwechsel. Harter Stuhlgang mit Blut, vor allem bei alten Menschen, mit Depressionen, Schwindel, Kopfschmerzen und chronischem Husten. Hernia bei anämischen Patienten. Aggressiver Eiter im Stuhl. Starke Schmerzen im unteren Teil der Wirbelsäule, nach dem Stuhlgang beginnend und den ganzen Tag andauernd, sich ins Bett zurückziehend.

Urinaltrakt - Bettnässen und allgemeine Schwäche. Häufiger Drang sich zu entleeren. Schneidende Schmerzen in der Blase. Diabetes mellitus, bei der die Lunge beteiligt ist. Schwellung von Hoden und Hodensack.

Weibliche Organe - Schwäche und Störungen in der Gebärmutterregion. Muttermundverschiebungen mit rheumatischen Schmerzen. Prolaps des Uterus gepaart mit Schwächegefühl und herabsinkenden Gefühlen, schlimmer nach Defäkation. Klopfen in den Genitalien mit wollüstigen Gefühlen; angezeigt auch in der Tendenz zu Selbstbefriedigung bei skrofulösen Kindern. Nymphomanie, schlimmer vor der Menstruation. Heftige Rückenschmerzen gepaart mit Gebärmutterschmerzen. Patient ist abgeneigt, sich zu bewegen. Menses zu früh bei jungen Mädchen. Entladung hellrot, alle zwei Wochen wiederkehrend. Menstruation während der Stillzeit. Bei Erwachsenen zu spät und dunkel, besonders bei rheumatischen Subjekten; sexuelle Erregung geht voraus. Wehen ähnliche Schmerzen vor und während der Menstruation. Schlimmer durch einen Wetterumschwung. Brennen in der Vagina.

Schwangerschaft - Schmerzen, Brennen und Schmerzen in den Brustdrüsen; Selbige fühlen sich vergrößert an. Muttermilch - salzig und bläulich, Kind nimmt sie nicht an. Prolaps bei geschwächten Personen. Nach längerem Stillen, mit schwacher Stimme, Husten, Schwäche und Schmerzen zwischen den Schultern. Müdigkeit in allen Gliedmaßen während der Schwangerschaft.

Atemwegsorgane - unfreiwilliges Seufzen. Husten mit gelbem Auswurf von eiweißhaltigem Schleim. Schmerzender, dumpfer Hals. Schmerzen in der Brust, bei Berührung. Schmerzen im Bereich von Brustbein und Schlüsselbein. Zusammenziehen der Brust und Schwierigkeiten bei der Atmung. Häufiges Räuspern, um die Stimme zu klären. Starker Schweiß: besonders an Kopf und Hals. Schreien. Erstickungshusten in hartnäckigen Fällen, bei Kinderkrankheiten und schwachen Konstitutionen. Husten bei Kindern im Generellen; besser im Liegen.

Herz / Kreislauf - Herzklopfen mit Angst, gefolgt von einer zitternden Schwäche.

Hals und Rücken - dünner Hals bei Kindern. Rheumatischer Schmerz und Nackenschmerzen bei geringster Zugluft. Krampf um Schulterblätter.

Extremitäten - Schmerzen in Schultern und Schulterblättern und entlang des Arms; kann Arm nicht heben. Stechen in Ellbogen. Krampfartiger Schmerz in Unterarmen, Handgelenken, Fingern: insbesondere der Daumen. Schmerzen in den Wurzeln der Fingernägel. Rheuma der Gelenke, mit kaltem taubem Gefühl. Rheuma, schlimmer bei Wetterumschwung, gesund im Frühjahr und Herbst. Taubheit der Gliedmaßen, Kälte und ein Gefühl von kribbelnden Ameisen, die sich durch die betroffenen Körperteile bewegen. Rheumatische Gicht, schlimmer nachts und bei schlechtem Wetter. Schmerzen in allen Gliedern, rheumatische Schmerzen. Schmerzen in den Oberschenkeln. Schmerzen in den Knien, schlimmer beim Gehen. Die unteren Gliedmaßen fühlen sich taub an. Schmerzen in Schienbeinen. Krampf in Waden. Das Sprunggelenk fühlt sich an, als wäre es displatziert. Gichtschmerzen in Zehen und Sprunggelenken.

Nervensystem - Neuralgien, beginnend in der Nacht, periodisch wiederkehrend; tief sitzend, als ob in den Knochen; reißende Schmerzen, schlimmer bei jedem Wetterwechsel, mit kribbelndem Gefühl, Taubheit und Kälte, wie Elektroschocks. Schmerzen in kleinen Bereichen. Rheumatische Lähmung. Mattigkeit, Schwäche. Unfähigkeit zur Arbeit. Zittern der Glieder. Große Schwäche nach akuten Krankheiten. Krämpfe vom Zahnen. Spasmen aller Art. Epilepsie.

Schlaf - Schläfrigkeit, besonders bei alten Menschen, verbunden mit düsteren Gedanken. Schwer zu wecken. Konstantes Strecken und Gähnen.

Fiebersymptome - Schüttelfrost. Ausgiebiges Nachtschwitzen. Kalter Schweiß erscheint auf dem Gesicht. Haut - Haut trocken und kalt, faltig. Kupferfarben, voller Pickel. Ulzeration von Narben. Juckreiz der Haut. Ekzem mit gelben / weißen Krusten in anämischen, skrofulösen Gichtkonstitutionen. Sommersprossen werden verringert durch den Gebrauch dieses Mittels.

Verabreichung - die unteren Potenzen, sind die Potenzen, die normalerweise verwendet werden und wahrscheinlich die zufriedenstellendsten Ergebnisse liefern, wobei auch die höheren Potenzen, 30 bis 200, ausgezeichnete klinische Ergebnisse geliefert haben. Dosen, die über D6 liegen sind laut mancher Quellen nutzlos und können sogar schädlich sein. Eine länger andauernde Verabreichung hat bereits zu einer nephritischen Kolik geführt.

Beziehung - sehr ähnlich im Vergleich zu Calcium carbonicum, jedoch hat der klassische Calcium-phosphoricum-Patient, einen weißen oder braunen Teint und ist meist abgemagert. Im Allgemeinen ist das Phosphat zu bevorzugen bei dunklem Teint, dunklen Augen und Haaren, während das Karbonat am besten bei den hellhaarigen und blauäugigen Konstitutionen wirkt. Es besetzt eine Position zwischen Calcium carbonicum und Phosphor, wobei es das Letztere oft zu großem Vorteil ergänzt. Calcium phosphoricum und Berberis sind beide jeweils bei Analfisteln erfolgreich; beide haben große Ähnlichkeit betreffend Brustsymptomen (insbesondere solche, die durch chirurgische Operationen folgen).

Nr 3. Ferrum phosphoricum - das Salz für die Sauerstoffaufnahme

Allgemeiner Name – Eisenphosphat

Chemische Eigenschaften - $FePO_4$

Es wird durch Mischen von Natrium phosphoricum mit Eisensulfat in bestimmten Verhältnissen hergestellt. Die resultierende Ausflockung wird filtriert, gewaschen, getrocknet und zu einem Pulver gerieben, welches bläulich-grau durch Kontakt mit Luft erscheint und keinen Geruch oder Geschmack aufweist.

Löslich in Säuren, aber unlöslich in Alkohol oder Wasser. Es ist wahrscheinlich dieses Phosphat, das fähig dazu ist, blau zu werden, wenn in der Lunge bläulicher Eiter und Expektorationen vorkommen.

Vorbereitung - das reine Eisenphosphat wird durch Verreiben hergestellt.

Physikalisch-chemische Daten - Eisen findet sich im Hämoglobin oder Farbstoff der roten Blutkörperchen. Laut Dalton wird es in keiner signifikanten Menge in den anderen Geweben des Körpers gefunden, außer in den Haaren. Bei einem 65 Kilogramm schweren Mann können z. B. 2,82 Gramm Eisen im gesamten Blut enthalten sein. Die organische Basis jeder Zelle ist Eiweiß. Da Eiweiß Eisen enthält, muss jede Zelle ebenfalls Eisen enthalten. Eisen und seine Salze haben die Eigenschaft Sauerstoff anzuziehen. Das Eisen der Blutkörperchen nimmt den Sauerstoff aus der eingeatmeten Luft auf. Dieser wird in jede Zelle im ganzen Organismus übertragen, durch die gegenseitige Reaktion von Eisen und Kalium sulphuricum. Eine Störung des Gleichgewichts der Eisenmoleküle in den Muskelfasern bewirkt eine Entspannung.

Blut in den Blutgefäßen - Stauung - Blutdruck wird erhöht, die Wände brechen, und Hämorrhoiden sind die Folge. Auch wenn die Muskelwände der Darmzotten aufgrund eines gestörten Gleichgewichts der Eisenmoleküle erschlaffen, verursacht dies folglich Durchfall.

Wenn das Gleiche in den Muskelwänden des Darms generell auftritt, wird die peristaltische Wirkung der Eingeweide geschwächt und es findet somit weniger Aktivität statt.

Dies führt wiederum zur Verstopfungstendenz. Alles, was eine Entspannung der Muskelwände eines Gefäßes verursacht.

In jedem Zustand der Entspannung von Muskeln in den Arterien, und einer daraus resultierenden Hyperämie, wie im Falle einer Verletzung, ist Ferrum phosphoricum das Heilmittel der Wahl, da es in winzigen Dosen verabreicht, das Gleichgewicht der Eisenmoleküle wieder herstellt, wodurch die Muskelfasern gestärkt werden.

Durch seine Anziehungskraft zu Sauerstoff ist Eisen ein nützliches Heilmittel bei Erkrankungen der Blutkörperchen wie Anämie, Chlorose und Leukämie.

Allgemeine Wirkung - aus den obigen Ausführungen ist leicht ersichtlich, dass Ferrum phosphoricum die erste Wahl ist, bei allen Fällen eines entspannten Zustandes des Muskelgewebes; speziell für einen abnormalen Zustand der Blutkörperchen selbst.

Wenn in den betroffenen, entspannten Muskelzellen nun eine neue Versorgung mit Eisenmolekülen gegeben ist, wird auch etwaiges Fieber beruhigt.

Sein Aktionsfeld ist also in allen Fällen hyperämisch oder kongestiv, mit den üblichen

Begleiterscheinungen dieser Bedingungen, wie Schmerzen, Hitze, Schwellungen und Rötungen, beschleunigtem Puls und erhöhter Zirkulation; mit einem Wort, allen fieberhaften Störungen und Entzündungen in ihrem Anfangsstadium, insbesondere vor Beginn der Exsudation. Anämie, Mangel an rotem Blut, etc.; besonders nützlich bei Schwäche von Kindern mit Appetitlosigkeit, gelangweilt und lustlos, Gewichts- sowie Stärkeverlust.

Ferrum phosphoricum verbessert nicht nur die Kraft, sondern hilft auch, die körperliche Entwicklung im Generellen zu steigern und den Darm zu regulieren.

Dieses Mittel ist laut Schüßler bei Exsudation oder gar Eiterung nicht mehr indiziert. Wenn es jedoch an den individuellen Patienten angepasst wird, kann es immer auf den Einzelfall ankommen, ob sogar trotz Eiterung Eisen das Mittel der Wahl ist.

Erst, wenn es nicht mehr weiterhilft, den Zustand zu verbessern, sollte es letztlich aufgegeben werden.

Bei vielen entzündlichen Zuständen und eruptivem Fieber, besonders bei jungen und sensiblen Personen, scheint Ferrum phosphoricum sich irgendwo in der Mitte, zwischen der Intensität von den meisten anderen Mitteln her, zu bewegen.

Eisen ist das biochemische Heilmittel der Wahl für:

1. die erste Stufe aller Entzündungen

2. Schmerzen, die schlimmer sind bei Bewegung und besser bei Kälte

3. Blutungen durch Hyperämie

4. frische Wunden durch mechanische Verletzungen

Leitsymptome und charakteristische Hinweise

Psychische Symptome - Gleichgültigkeit gegenüber gewöhnlichen Angelegenheiten. Verlust von Mut und Hoffnung, besser nach Schlaf. Kleinigkeiten erscheinen wie Berge. Genervt bei Kleinigkeiten. Hyperämie des Gehirns fördert manische Stimmung. Mania transitoria. Delirium tremens. Sehr gesprächig. Schwindel als Folge von Wut.

Kopf und Kopfhaut - Blut rauscht in den Kopf. Kopfschmerz aus einer Gichtanfälligkeit heraus. Stumpfer, starker Schmerz während der profusen Menstruation. Quetschende, drückende Schmerzen sowie Schmerzen bei Berührung. Schmerz, als würde ein Nagel in eine Seite des Auges getrieben werden.

Stauungskopfschmerzen, Schmerzen, schlimmer rechts; Drücken eines kalten Objekts gegen den Ort des Schmerzes, scheint den Schmerz zu lindern; erleichtert durch Nasenbluten. Kopfschmerzen mit Erbrechen von unverdautem Essen. Oberfläche des Kopfes empfindlich für kalte Luft, Lärm; kann es nicht ertragen, die Haare angefasst zu bekommen. Stumpfe rechte Kopfschmerzen vom Scheitel bis zur rechten äußeren Kopfregion. Negative Effekte von Sonnenwärme. Es ist das Hauptmittel bei Kopfschmerzen von Kindern; pochendes Gefühl im Kopf. Rotes Gesicht und durchtränkte Augen; schlimmer beim Kopfschütteln, Bücken und Bewegung. Krankheitskopfschmerzen mit Schläfrigkeit und Schwere. Erste Stufe von Eruptionen auf der Kopfhaut. Wundheit der Kopfhaut; empfindlich gegen Kälte und Berührung.

Augen - durchtränkte Augen. Erste Stufe eines Abszesses der Hornhaut, mit Schmerz und Rötung der entzündeten Augen. Akute

Schmerzen, ohne Sekretion von Schleim oder Eiter. Akute Bindehautentzündung. Conjunctivitis mit Entspannung der Bindehaut und Fotophobie. Schmerz in den Augäpfeln, wird durch Bewegen der Augen verstärkt. Retinitis. Augen rot, mit brennendem Gefühl, als wären Sandkörner in den Augenlidern. Neuralgie entlang innerer Augenhöhle und Nase.

Ohren - empfindlich gegenüber Lärm. Entzündliche Ohrenschmerzen mit brennenden oder pochenden Schmerzen: scharfer, stechender Schmerz. Spannung, Pochen und Hitze in den Ohren. Geräusche in den Ohren entstehen durch Blutdruck, aufgrund eines entspannten Zustandes der Venen, die das Blut nicht richtig zurückführen. Ausstrahlende Schmerzen, Pulsieren im Ohr; hier ist der Puls des Herzens direkt spürbar.

Schneller Puls, schwach und komprimierbar, was auf eine ausgeprägte Schwäche hinweist. Taubheit aufgrund von Entzündungsvorgang oder Eiterung mit schneidenden bzw. pochenden Schmerzen. Tinnitus Aurium. Eine deutliche Tendenz des entzündlichen Prozesses, der von umrissenen, dunklen, fleischigen Rötungen,

mit schleimig-eitriger Entladung, falls vorhanden, eine Tendenz zu Hämorrhoiden mit sich bringt. Der kompletten Abführung der Flüssigkeiten folgt nicht die Linderung des Schmerzes; strahlender Charakter des Schmerzes. Entzündung des äußeren Ohres.

Nase - im Anfangsstadium aller Erkältungen im Kopfbereich, Neigung zur Erkältung. Besonders im rechten Nasengang. Nasennebenhöhlenentzündung mit Tropfgefühl.

Verstopfte Nasenschleimhäute. Katarrh, Fieber. Epistaxis (Nasenbluten), besonders bei Kindern, zusammen mit anderen Beschwerden. Nasenbluten mit hellrotem Blut.

Gesicht - eine blühende Farbe, mit Erröten, Hitze und beschleunigtem Puls; schlimmer bei Bewegung; mit pochendem Schmerz im Gesicht, und begleitendem Kältegefühl im Nacken; eingefallenes, anämisches Gesicht, blass, fahl. Wange wund und heiß, kalte Anwendungen angenehm.

Mund - Zahnfleisch heiß und Rötung der Schleimhaut des Mundes.

Zunge - zerfurchte Zunge oder sauber und rot, mit Kopfschmerzen.

Entzündung der Zunge mit dunkelroter Schwellung.

Zähne - Zahnschmerzen mit heißer Wange, schlimmer mit heißen, besser mit kalten Flüssigkeiten; Zahnen, Probleme mit Fieber.

Hals - Entzündungen der Passage von der Rückseite des Mundes bis zum Rachen.

Rötung und Schmerz ohne Exsudation. Hals rot, mit starken Schmerzen; Abszess. Rote und entzündete Tonsillen sowie geschwollene Drüsen. Erste Stufe von Diphtherie, um das Fieber zu verringern. Halsschmerzen von Sängern und denen, die die Stimme täglich benutzen.

Magensymptome - Abneigung gegen Fleisch und Milch. Durst nach kaltem Wasser. Wunsch nach anregenden Stimulantien, z. B. Brandy. Fettige Erscheinung. Erste Stufe der Gastritis, mit Schmerzen, Schwellungen und Verhärtungen in der Magengrube. Dyspepsie mit gerötetem, heißem Gesicht, zerfurchte Zunge, schlagender und pochender Schmerz, rotes, gefurchtes Gesicht, Erbrechen von unverdautem Essen. Verdauungsstörungen, aufgrund entspannten Zustands der Blutgefäße des Magens, Schmerzen bei Kindern vor Kälte, mit zahlreichen Entleerungen. Erbrechen von hellrotem

Blut. Blähung bringt den Geschmack der Nahrung, welche aufgenommen wurde zurück, Appetitverlust, Abneigung gegen Milch. Nach dem Essen Übelkeit und Erbrechen von Essen; Erbrochenes ist manchmal sehr sauer; kann keine Säuren aufnehmen,

Hühner, Fleisch oder Kaffee und Kuchen. Anhaltendes Erbrechen von Essen. Erbrochenes manchmal vor dem Frühstück.

Darm und Stuhlgang - erstes Stadium aller Magen- und Darminfekte; auch in der ersten Stufe der Cholera und der Peritonitis. Verstopfung mit Hitze im unteren Darm, verbunden mit Prolaps und Hämorrhoiden und Abneigung gegen Fleischdiät. Durchfall. Cholera bei Kleinkindern, mit rotem Gesicht, voller, weicher Puls; Stuhlgang wässrig, sogar blutig. Kann Schleim und Blut enthalten; Entleerungsdrang, aber kein Stuhlgang: Tenesmus, häufige und schmerzhafte Entleerung. Durchfall. Aus einem entspannten Zustand der Darmzotten heraus, die nicht die übliche Menge an Feuchtigkeit aufnehmen. Stuhlgang unverdaut. Durchfall verursacht durch Kälte. Dysenterie. Hämorrhoiden, hellrotes Blut mit Neigung zur Gerinnung, bevor es zu Verhärtungen kommt. Disposition zu Prolaps. Entzündete Hernia. Darm- und Fadenwürmer.

Harnorgane - häufiger Harndrang; Urinabgang bei jedem Husten. Hämaturie, Blut im Urin. Erstes Stadium der Zystitis mit Hitze, Schmerzen. Diabetes, bei gleichzeitigem Auftreten eines beschleunigten Pulses. Inkontinenz durch Schwäche des Schließmuskels. Tägliche Irritierung des Blasenhalses und der Prostata. Unterdrückung des Urins mit Hitze, besonders bei kleinen Kindern. Entzündlicher Schmerz in den Nieren. Brightsche Krankheit mit Fieberstörungen. Die Symptome sind schlimmer, wenn der Patient länger steht und besser nach dem Urinieren.

Sexualorgane - Schmerzen in den Hoden. Hitze, pochende Fiebrigkeit.

1. Stadium der Orchitis, Hodenentzündung. Samen Emissionen. Menstruale Koliken mit gerötetem Gesicht und beschleunigtem Puls, Erbrechen von Unverdautem, manchmal nach Säure schmeckend. Erste Stufe der Metritis (Entzündung der Gebärmutter), Fieber, Schmerzen und Hitze können durch Gabe des Mittels gesenkt werden.

Übermäßige Stauung der monatlichen Perioden, Blut hellrot. Menses alle drei Wochen; reichlich, mit Druck in Bauch und unterem Rücken sowie Kopfschmerzen. Dysmenorrhoe.

Vaginismus; Vaginitis, Vagina rot und heiß, Schmerzen in der Vagina. Spasmus der

Vagina aufgrund der erhöhten Empfindlichkeit und Trockenheit.

Schwangerschaft und Geburt - erstes Stadium der Mastitis. Morgenübelkeit während der Schwangerschaft mit Erbrechen von Essen, direkt nach der Einnahme.

Atemwegsorgane - akute, fiebrige Anfangsstadien aller entzündlichen Vorgänge der Atemwege. Laryngitis, Tracheitis, Bronchitis, Lungenentzündung.

Bronchitis von kleinen Kindern. Auswurf spärlich, blutdurchtränkt; Brust wund, gequetscht. Es ist das beste Mittel für Seitenstiche. Stauungen in der Lunge mit Schwäche und Unterdrückung. Hämoptyse, Bluthusten nach Gehirnerschütterung, mit kurzem, unterdrücktem Atem und hohem Fieber. In Bronchialinfektionen mit Hitze und Brennen, Wundsein, kein Auswurf. Bei chronischer Bronchitis, wenn eine Verschlimmerung einsetzt. Schmerzhafter, kitzelnder Husten mit Irritation oder Kitzeln in der Luftröhre. Spasmatischer Husten mit unfreiwilliger Emission von Urin. Harter, trockener Husten mit Schmerzen in der Lunge. Husten mit Rasseln von Schleim in der Brust, schlimmer nachts. Bei

Krupp-Husten, gegen die fieberhaften Symptome. Keuchhusten mit Erbrechen von Essen; Verlust der Stimme, Heiserkeit, Heiserkeit nach dem Singen oder Anstrengung von Sprechen, Schmerzen, Irritation und Schmerzen im Kehlkopf.

Stoffwechselorgane - Anfangsstadium der Karditis, Perikarditis, Endokarditis und

Arteriitis - sprich: jeglicher Entzündungen rund um das Herz. Dilatation des Herzens der Blutgefäße. Herzklopfen, Puls schnell. Krampfadern. Phlebitis und Lymphangitis, Anfangsstadium.

Rücken und Extremitäten - steifer Nacken von Erkältung. Schmerzen in Rücken, Lenden und Nieren. Ebenfalls in Knien und Knöcheln, stechende Schmerzen. Rheumatische Schmerzen, schlimmer bei Bewegung; sobald Bewegung einsetzt, erhöht sich der Schmerz. Rheuma fühlt sich nur während der Bewegung besser an. Insbesondere Rheuma in der Schulter; Schmerzen erstrecken sich bis zum oberen Rand der Brust, attackieren ein

Gelenk nach dem anderen; muskulärer subakuter Rheumatismus. Lahmheit, Steifheit vor Kälte. Rheumatischer Schmerz im rechten Handgelenk und in der Schulter. Hüftgelenkerkrankung mit Schmerzen: Pochen, Entzündung und Hitze der Weichteile.

Bänderstämme und Sehnen knirschen in den Sehnen auf dem Handrücken. Verrenkung im Rücken. Hände geschwollen und schmerzhaft. Handinnenflächen der Hände sind heiß.

Nervensystem - Unwohlsein, Müdigkeit, große Erschöpfung, Schwäche bei Kindern, Gefühl der Trägheit. Fühlt die Notwendigkeit Anregendes einzunehmen. Rheumatische Lähmung. Nervös in der Nacht. Krämpfe mit Fieber beim Zahnen von Kindern. Epilepsie, mit Blut, das in den Kopf schießt.

Schlaf - Schlaflosigkeit aufgrund eines hyperämischen Zustandes des Gehirns.

Ruhelos in der Nacht. Ängstliche Träume; Schläfrigkeit am Nachmittag.

Fieberhafte Symptome - Fieber während der erkälteten Anfangsphase, Widrigkeiten, Hitze, beschleunigter Puls und Schmerz. Rheumatisches, gastrisches und typhusartiges Fieber während der Erkältungsphase. Hitze und Fieber zu Beginn jeder Krankheit.

Intensives Fieber mit Erbrechen von Essen. Einfache Fälle von Scharlach. Erstes Stadium von Typhus. Hohes Fieber, schneller Puls und erhöhte Temperatur; ausgiebiger Nachtschweiß; fahl an Kopfhaut, Gesicht, Hals und Brust.

Haut – Hyperämie; bei mechanischen Verletzungen; Wunden noch nicht eiternd.

Stau in den Kapillaren, Brennen der Haut, verstärkt nach Bewegung und während Abszessen, Furunkeln, Karbunkeln; bei der Entstehung dieser Erkrankungen reduziert dieses Mittel Hitze, Ansammlung, Schmerz und Pochen. Für Haut, für das Fieber und den Schmerz. Eitrige Prozesse auf der Haut mit fiebrigen Symptomen. Masern, Scharlach und Pocken. Pickel, Akne, für die Schmerzen und Hitzestau. Geschwüre mit fieberhaften Beigaben. Gewebe - Anämie, Mangel an rotem Blut. Leukämie. Hyperämie, Entspannung von Muskelfasern der Blutgefäße. Exsudative Stufe der Entzündung. Hämorrhoiden; Blut hellrot, mit Neigung zur schnellen Gerinnung. Epistaxis (Nasenbluten), besonders bei Kindern. Mechanische Verletzungen, Folge von Tritten, Schlägen, Stürzen und Schnitten, für Entzündungssymptome. Frakturen, besonders wenn weiche Teile verletzt werden.

Modalitäten - alle Schmerzen dieses Mittels werden durch Bewegung verschlimmert und durch Kälte gelindert. Wirkt brillant bei alten Menschen.

Nr. 4 Kalium chloratum - das Salz der Schleimhäute

Allgemeine Namen - Chlorid von Kaliumchlorid oder Kaliumchlorid

Chemische Eigenschaften - K Cl.

Es kann durch Neutralisation von reiner wässriger Salzsäure mit reinem Kaliumkarbonat oder Kaliumkarbonat hergestellt werden. Es kristallisiert in Würfeln, gelegentlich in Oktaedern. Die Farbstoffe sind farblos oder weiß, schmelzen bei geringer Glut und verflüchtigen sich bei hoher Temperatur ohne Zersetzung. Es ist löslich in drei Teilen von Kaltem und zwei Teilen von kochendem Wasser, jedoch in starkem Alkohol unlöslich.

Zubereitung - das reine Chlorid wird durch Verreiben hergestellt.

Physiologisch - chemische Daten - dieses Salz steht nach Schüßler in einer chemischen Beziehung zu Fibrin. Störungen in seiner molekularen Wirkung verursachen fibrinöse Absonderungen. Bei Abwesenheit dieses Salzes würde keine neue Bildung von Gehirnzellen stattfinden. Dieses Salz wird in Blutkörperchen, Muskeln, Nerven- und Gehirnzellen sowie in den interzellulären Flüssigkeiten vorgefunden. In seinen physiologischen Merkmalen ist es eng mit Natriumchlorid verwandt. Wenn die Zellen der Epidermis infolge einer Reizung Moleküle verlieren, wird dies in Form einer weißen oder weiß-grauen Exsudation abgeworfen. Dies führt in ausgetrocknetem Zustand zu einem mehligen Ausbruch.

Ähnliche Prozesse können innerhalb und zwischen Epithelzellen stattfinden.

Wenn die Integrität des betroffenen Gewebes durch die Verabreichung des Mittels wieder hergestellt wird, dann erfolgt eine Rückresorption oder Abgabe der Exsudation.

Allgemeine Aktion - Kalium chloratum entspricht der zweiten Stufe von Manifestationen seröser Membranen. Kalium chloratum ist nützlich bei Krankheiten, wie Diphtherie, Dysenterie, Krupp und generell bei Exsudationen in den interstitiellen Bindegeweben; lymphatische Vergrößerungen, Infiltrationen, Hautausschläge aus schlechtem Gewebe usw. Die wichtigsten allgemeinen charakteristischen Symptome sind eine weiße oder graue Beschichtung: an der Basis der Zunge, weiße oder graue Exsudationen, Drüsenschwellungen, Entladungen oder Ausscheidungen von einem dicken, weißen Schleim.

Leitsymptome und charakteristische Hinweise

Mentale Symptome - der Patient stellt sich vor, dass er verhungern muss.

Kopf und Kopfhaut - Kopfschmerz mit Erbrechen, Auswurf von weißem, Milch ähnlichem Schleim. Kopfschmerz, weiß überzogene Zunge, die von weißem Schleim herrührt, entsteht aus einer trägen Leber, Appetitlosigkeit usw.; bei Meningitis als Zweitmittel. Crusta Lactea. Schuppen.

Augen - Austritt von weißem Schleim aus den Augen, gelbe, grünliche und gelbe Substanz, eitrige Krusten. Flecken auf den Augenlidern. Geschwür des Auges, das von einem Bläschen entsteht. Retinitis, wenn Exsudation einsetzt. Blasen auf Hornhaut. Gefühl von Sand in den Augen. Iritis.

Ohren - chronischer Katarrhzustand des Mittelohrs. Schwellung vom inneren Ohr oder der eustachischen Röhre, mit Schwellung der Drüsen oder Knackgeräuschen beim Blasen in die Nase. Taubheit aufgrund der Schwellung von äußerem Ohr. Feuchte Abblätterung der Epithelschicht des Trommelfells. Granulare Bedingungen von äußerem Meatus und Membrana tympani. Übermäßige Granulationen. Intensive Form der Mittelohrentzündung, Gefühlsstörungen, Taubheit und Nasen-Rachen-Infektion. Verstopfte eustachische Röhre. Zurückgezogene Membran. Wände des äußeren Gehörgangs verkümmern. Drüsen um das geschwollene Ohr. Geräusche in den Ohren.

Nase - Katarrh, Schleim weißlich, dick. Erkältung im Kopfbereich, weißlich-graue Zunge.

Gesicht - Wange geschwollen und schmerzhaft. Gesichtsschmerzen, Schwellung von Gesicht und Zahnfleisch.

Mund - Aphthen, weiße Geschwüre im Mund kleiner Kinder.

Geschwollene Drüsen um Kiefer und Nacken.

Zunge - Schwellung in der Entzündung der Zunge. Beschichtung der Zunge gräulich-weiß, trocken schleimig.

Zähne - Zahnschmerzen mit Schwellung des Zahnfleisches und der Wangen.

Hals - das einzige Mittel in den meisten Fällen von Diphtherie, Schwellung der Ohrspeicheldrüsen. Hals geschwollen, Flecken, Pusteln erscheinen, mit grauer oder weißlicher Exsudation (follikulär). Schmerz beim Schlucken. Syphilitische Halsschmerzen. Zweites Mittel bei Mandelentzündung, sobald die Schwellung auftritt.

Tonsillen so stark vergrößert, dass man kaum atmen kann. Graue Flecken in der Kehle.

Weiße Ablagerungen. Tonsillen grau oder weiß gefleckt.

Magensymptome - Appetitlosigkeit. Graue oder weiße Zunge. Dyspepsie und

Verdauungsstörungen, mit einer weiß-grauen Zunge, krankes Gefühl nach der Einnahme von Fett, Schmerz und schweres Gefühl auf der rechten Seite unter der Schulter.

Fett verursacht Verdauungsstörungen. Verdauungsstörungen mit Erbrechen von weißem Schleim; Wasser sammelt sich im Mund. Gastritis verursacht durch zu heiße Getränke. Schmerzen im Magen, mit Verstopfung, Erbrechen von dickem, weißem Schleim.

Darm und Stuhlgang - Gelbsucht, wenn durch eine Erkältung verursacht, die in Katarrh des Zwölffingerdarms resultiert, Stuhlgang heller in der Erscheinung. Verschlammende Wirkung auf die Leber, Schmerzen in der rechten Seite, blassgelbe Ausscheidungen, Verstopfung und verklebte Zunge. Typhus oder enterisches Fieber, Lockerheit der Eingeweide, häufige Ausscheidungen. Bauchschmerz und Schwellung. Typhus, mit Verstopfung. Kleiner weißer Faden, der Juckreiz am After verursacht! Blähung,

Abdominalschwellung, etc. Verstopfung, hell gefärbte Stuhlgänge bedeuten Mangel an Galle, träge Wirkung der Leber, als Folge einer primären Störung, besonders wo Fett und Gebäck nicht richtig verstoffwechselt werden. Durchfall, nach fetthaltiger Nahrung und bei Typhus, mit blassem Gelb, ocker- oder lehmfarbene Stuhlgänge, weiße, schleimige Stuhlgänge. Dysenterie, purgierend, mit schleimigen Hämorrhoiden, blutend. Blut dunkel und dick, geronnen.

Blase und Sexualorgane - akute Fälle von Entzündungen der Blase, in der zweiten Phase. Wenn die Schwellung einsetzt und der Ausfluss dick ist, weißer Schleim. Hauptmittel bei chronischer Zystitis. Entzündete Nieren. Dunkel gefärbter Urin, Ablagerung von Harnsäure. Das Hauptmittel bei Orchitis, resultierend aus einer Unterdrückung derselben. Chronisches Stadium von Syphilis mit charakteristisch pathologischen Zuständen. Menstruation zu spät, übermäßige Entladung, dunkel geronnenes, schwarzes Blut (wie Teer). Menstruation unterdrückt. Periode zu häufig. Ausfluss von milchig-weißem Schleim, dick, mild. Mit dem charakteristischen Ausfluss von dicken, weißen, fetten Sekreten.

Schwangerschaft - Morgenübelkeit mit Erbrechen von weißem Schleim.

Mastitis, um die Schwellung der Brust zu kontrollieren.

Atmungsorgane - Stimmverlust, Heiserkeit durch Kälte, Zunge weiß. Asthma mit

Magenstörungen, Schleim weiß und schwer abzuhusten. Bronchialasthma, zweite Stufe von

Bronchitis, bildet weißen Schleim. Husten mit dickem, weißem, milchigem Sputum.

Lauter Husten; Husten kurz, akut und spasmodisch, wie Keuchhusten, Auswurf dick und weiß. Aussehen der Augen sonderlich, weiße Zunge, harter Husten, hart und bellend. Bei Krupp das Hauptmittel für die Exsudation. Lungenentzündung, zweite Stufe, weißer, klebriger Auswurf. Pleuritis, zweite Stufe, mit plastischen Exsudaten und Verwachsungen. Keuchend, klirrende Luftgeräusche, die durch dichten, zähen Schleim die Bronchien durchdringen, schwer zu husten; harter Husten.

Kreislauf - Embolie, Blut in einem Zustand, der die Bildung von Blutgerinnseln begünstigt. 2. Stadium der Perikarditis, plastische Exsudation, Adhäsionen usw.; Palpitation aus übermäßigem Blutfluss in hämorrhagischen Zuständen.

Rücken und Extremitäten - Hals geschwollen. Rheumatisches Fieber, Exsudation und Schwellung um die Gelenke. Akuter Gelenkrheumatismus. Rheumatische Gichtschmerzen, schlimmer bei Bewegung. Nächtlich rheumatische Schmerzen, besser durch Wärme; blitzartiger Rheumatismus, besonders in den Schultern; Schmerz erweitert sich auf die obere Brust. Chronisches Rheuma und Schwellungen, alle Bewegungen verursachen Schmerzen. Chronische Schwellung der Beine und Füße, schmerzlos, Juckreiz heftig. Zweite Phase der Hüftgelenkserkrankung. Geschwüre an den Extremitäten. Knarren der Sehnen auf der Rückseite der Hand. Handinnenflächen heiß.

Nervensymptome - das spezifische oder hauptsächliche Mittel bei Epilepsie, besonders, wenn es mit der Unterdrückung von Ekzemen zusammenfällt.

Schlaf - gestört bei dem geringsten Lärm. Schläfrigkeit. Unruhiger Schlaf.

Fiebersymptome - Katarrhe und Entzündungen, zweite Stufe einer Erkältung.

Das zweite Mittel bei Magen-Darminfekten oder Typhus. Bei Fieber das Hauptmittel

für die Exsudation; auch im rheumatischen Fieber. In Scharlach, mit Ferrum phosphoricum. Großes Frösteln, geringster Luftzug schreckt ab, muss dicht am Tisch sitzen, um warm zu bleiben und ist kühl.

Hautabszess, Furunkel, Karbunkel usw., in der zweiten Phase. Akne, Erythem, Ekzem und andere Eruptionen auf der Haut, die dicke, weiße Inhalte enthalten. Ekzem oder andere Hautkrankheit, die nach der Impfung mit schlechten Impfstofflymphen entsteht. Ekzem unterdrückt oder gestört. Schuppen auf der Haut. Hartnäckiges Ekzem, schuppige Eruption auf Kopf und Gesicht kleiner Kinder. Verbrennungen aller Grade (auch äußerlich), Bläschen usw. Ballen, Frostbeulen, Eruptionen verbunden mit Menstruationsstörungen. Herpes, Gürtelrose, Lupus, Masern, heiserer Husten und Drüsenschwellungen, auch für Nachwirkungen. Pickel im Gesicht, Hals, etc. Pocken, Hauptmittel; steuert die Bildung von Pusteln. Geschwüre mit weißlicher Entladung. Eingewachsener Zehennagel. Warzen an Händen.

Gewebe - Anämie, Blutarmut, Mangel an roten Blutkörperchen. Blutungen dunkel, schwarz, geronnenes oder zähes Blut. Auswirkungen von Schlägen, Schnitten und Stürzen auf die Schwellung. Herz-, Leber- oder Nierenleiden, durch Verstopfung der Gallengänge, durch Schwäche der Leber, mit Herzklopfen. Weißliche Flüssigkeit wird abgezogen; weißes Schleimsediment im Urin und weiße Zunge. Lymphabsonderungen im interstitiellen Bindegewebe nicht absorbiert. Hauptmittel bei Drüsenschwellungen, Follikelinfiltrationen. Skrofulöse Vergrößerung der Drüsen. Skorbut. Zweites Mittel bei Verstauchungen. Schlechte Auswirkungen von Impfungen. Syphilis.

Anwendung - alle Magen- und Bauchsymptome dieses Medikaments sind schlimmer nach der Einnahme von fettigem Essen, Gebäck oder irgendeinem zu reichhaltig gearteten Essen. Rheumatische und andere Schmerzen sind erhöht und werden durch Bewegung verschlimmert.

Nr. 5 Kalium phosphoricum - das Salz der Nerven und Psyche

Allgemeiner Name - Kaliumphosphat

Chemische Eigenschaften - Ca3(PO4)2

Hergestellt durch Mischen von wässriger Phosphorsäure mit einer ausreichenden Menge Kalium, Hydrat oder Karbonat, bis die Reaktion leicht alkalisch ist und verdampft. Es kristallisiert nur schwerlich. Es zerfließt; ist frei löslich in Wasser und unlöslich in Alkohol.

Zubereitung - es wird durch Verreiben hergestellt.

Physiologisch-chemische Daten - Kaliumphosphat ist ein Bestandteil aller tierischen Flüssigkeiten und Gewebe, vor allem des Gehirns, der Nerven, Muskeln und Blutzellen. Alle Gewebe bildenden Substanzen speichern es unter größter Hartnäckigkeit.

Folglich können wir gut schließen, dass es unentbehrlich für die Bildung von Geweben ist. Wir wissen auch, dass die Oxidationsprozesse, die Veränderung von Gasen in der Atmung und andere chemische Umwandlungen, die im Blut stattfinden, sowie das Verseifen [des Fettes zu Seife mit einer alkalischen Reaktion] des Fetts und seiner weiteren Oxidation durch die Anwesenheit der Alkalien herbeigeführt wird. Die alkalische Reaktion von Kaliumphosphat ist essenziell für eine große Anzahl von lebenswichtigen Prozessen im Inneren und ist ausnahmslos in allen tierischen Flüssigkeiten gegenwärtig, im Kreislaufsystem oder in den geschlossenen Hohlräumen des Körpers. Es ist so, dass die Nerven ihre Vitaleigenschaften durch dieses Salz für eine lange Zeit sehr vollständig in einer Lösung erhalten können. Durch die Verminderung der Ausscheidung von Kaliumphosphat im Harn werden Bedingungen innerhalb des Organismus geschaffen, die der Typhuszersetzung vielseitigen Widerstand entgegensetzen kann.

Kaliumphosphat ist antiseptisch und behindert den Zerfall von Geweben.

Kaliumphosphat ist im Serum der Muskeln von großer Verwendung.

Eine Störung der Kalium-phosphoricum-Moleküle hat folgende Konsequenzen:

1. In der geistigen Sphäre fördert es solche Zustände wie Schamhaftigkeit, Angst, Heimweh, Gedächtnisschwäche, Depression usw.;

2. in sensorischen Nerven: Schmerzen mit paralytischer Empfindung.

3. Bei motorischen Veränderungen: muskuläre Probleme bis hin zur Lähmung.

Allgemeine Wirkung - Bedingungen, die aus Mangel an Nervenkraft, geistiger Erschöpfung, Anstrengung, Verlust geistiger Vitalität entstehen, Depression.

Im Allgemeinen, ein träger Zustand des Geistes, der nach Anregung handeln wird; auch eine erschöpfte geistige Verfassung nach geistiger Anstrengung oder großer Überarbeitung. Es ist ein Stärkungsmittel bei Muskelschwäche und nach akuten Erkrankungen,

Schwund von Muskelgewebe, alles abhängig von beeinträchtigter Nutzung. Atrophische Bedingungen bei alten Leuten. In Fällen, die durch schnellen Zerfall des Blutes und der Muskeln entstehen.

Leitsymptome und charakteristische Hinweise

Mentale Symptome - Angst, nervöse Angst ohne besondere Ursache, düstere Stimmungen, Fantasien, schaut auf die negative Seite von allem, dunkle Vorahnungen. Große Verzagtheit über Geschäfts- und Vermögensangelegenheiten. Misstrauen gegen Menschen. Ablehnung, sich zu unterhalten. Depressiver Geist, große Ungeduld.

Verlust von Gedächtnis: Vertauscht Buchstaben oder verwendet falsche Wörter beim Schreiben, verwirrte Ideen. Angst vor und Überempfindlichkeit gegenüber Lärm. Dumpfheit, Mangel an Energie, die geringste Arbeit scheint eine schwere Aufgabe. Unentschieden, Nachwirkungen der Trauer. Halluzinationen und Illusionen der Sinne. Heimweh, verfolgt von Visionen der Vergangenheit und Sehnsucht nach ihnen. Hysterie von plötzlichen Emotionen.

Falsche Eindrücke. Geisteskrankheit, Manie und andere mentale Störungen.

Tiefgründige Hypochondrie und Melancholie. Manie. Seufzen und Depression. Schüchternheit, übermäßiges Erröten von emotionaler Empfindlichkeit. Jammern und beunruhigende Disposition. Hysterisches Gähnen. Angst, Schlaflosigkeit, Unruhe, weitschweifiges Gespräch. Greifen nach imaginären Objekten. Mentale Ablenkungen. Psychische Symptome bei Kindern: ängstlich, schreiend, Jammern. Schüchternheit und übertriebenes Erröten. Gespräche im Schlaf.

Kopf und Kopfhaut - Schwindel beim Aufstehen, Liegen, im Stehen, Sitzen und nach oben schauen. Schwindel vor Erschöpfung und Schwäche. Zerebrale Anämie. Gehirnerschütterung. Asthmatische Bedingungen. Kopfschmerz, geräuschempfindlich. Kopfschmerzen werden erleichtert durch sanfte Bewegung. Schmerzen und Gewicht im Hinterkopf und über den Augen, besser während des Essens, Müdigkeit und Erschöpfung, Denk- und Charakterschwäche, psychische Symptome. Leeregefühl im Bauch. Menstruation, Kopfschmerzen mit Hunger. Neuralgische Kopfschmerzen, Ohrensausen, besser beim Essen. Jucken der Kopfhaut. Hinterkopf schmerzt, als ob an den Haaren gezogen würde. Schlimmer bei Bewegung und an der frischen Luft.

Augen - Sehschwäche, Verlust der Wahrnehmungsfähigkeit, nach Diphtherie, aus Erschöpfung. Aufgeregtes Aussehen der Augen.

Schielen nach Diphtherie. Herabhängen von Augenlidern. Inkoordination der Augenmuskeln. Gefühl von Sand oder Stöcken in den Augen. Wundheit der Augäpfel - wund um die Ränder der Lider, als wären sie voller Rauch. Schwarze Flecken vor den Augen.

Ohren - Taubheit. Mangel an Wahrnehmung, mit Schwäche und Erschöpfung der

Nerven. Geräusche in den Ohren. Nervöse Erschöpfung beim Einschlafen. Entladungen von übel riechendem Eiter aus den Ohren. Vereiterung von Membrana tympani und Mittelohrentzündungen; wenn Absonderungen, faul riechend. Atrophische (Abmagerungs-)

Zustände bei alten Menschen, Tendenz der Gewebe, schuppig zu werden. Summt in den Ohren. Juckreiz im auditorischen Kanal. Hören supersensitiv, kann keinen Lärm ertragen.

Nase - Epistaxis (Nasenbluten) bei schwachen, zarten Konstitutionen. Geschwüre. Dicker gelber Ausfluss. Niesen bei geringster Exposition. Dicker Schleim aus den Nasenlöchern.

Gesicht - mit hohlen Augen. Rotes, heißes, brennendes Gesicht und Stirn; an anderer Stelle blass und gelb. Neuralgische Gesichtsschmerzen, mit großer Erschöpfung. Rechtslastige Neuralgie, erleichtert durch kalte Anwendungen. Neuralgische Stiche von den oberen Zähnen zum linken Ohr. Schmerzen im Oberkiefer, besser beim Essen, Sprechen und Fühlen. Kontrollverlust in Gesichtsmuskeln, Verrenkungen verursachend. Jucken des Gesichts unter dem Bart; Pickel.

Mund - Pickel und wunde Krusten an den Lippen. Peeling der Haut. Atem übel riechend. Zahnfleisch schwammig und zurückweichend. Aschgraue Geschwüre. Offensiver Geruch aus dem Mund. Speichel reichlich, dick und salzig.

Zunge - übermäßig dünn am Morgen. Fühlt sich an, als ob sie sich auf dem oberen Gaumen festsetzen würde. Zunge Weiß, schleimig, bräunlich wie Senf. Entzündungen der Zunge, wenn übermäßige Trockenheit auftritt oder Erschöpfung einsetzt; Zungenränder rot und wund.

Zähne - Prädisposition für Zahnfleischbluten; rote Naht am Zahnfleisch. Starke Schmerzen in verfallenen oder gefüllten Zähnen. Zahnschmerzen wechseln sich mit Stirn-Kopfschmerz ab. Zahnschmerzen bei sehr nervösen, zarten oder blassen, emotionalen Personen, mit leicht blutendem Zahnfleisch; sie haben eine leuchtend rote Linie. Klappern der Zähne. Sprache langsam und unartikuliert. Zahnfleisch schwammig und zurücktretend. Zähne fühlen sich wund an. Schleifen von Zähnen.

Hals - Mandeln groß und wund, mit weißen, festen Ablagerungen wie diphtherischer Membran. Lust, die ganze Zeit zu schlucken. Heiserkeit und Verlust der Stimme. Salziger Schleim. Nachwirkungen von Diphtherie. Sehschwäche, Nasalrede und Lähmung jeder beliebigen Stelle. Lähmung der Stimmbänder.

Magensymptome - Magengeschwür. Übermäßiges Hungergefühl kurz nach dem Essen. Gas im Bauch. Gasförmiges Aufstoßen. Gastritis, wenn die Behandlung verzögert wurde. Verdauungsstörungen. Bauchschmerzen vor Aufregung. Sehr durstig. Übelkeit und Erbrechen von sauren, bitteren Speisen und Blut. Leeres, nagendes Gefühl wird durch Essen erleichtert. Aufstoßen von Gas; schmeckt bitter. Schmerz bei

Epigastrium (Oberbauch) an einer Stelle. Tiefgrünes oder blaues Erbrechen.

Bauch - Milzprobleme, Flatulenz mit geschwollenem Bauch. Fieber, Schwäche und andere charakteristische Symptome. Der

Bauch dehnt sich mit Gas aus.

Herabdrückende Schmerzen. Kolik in Hypogastrium (Unterbauch) mit ausbleibendem Stuhlgang. Bläuliches Antlitz und niedriger Puls.

Stuhlgang und Anus - Durchfall; schmerzlos, wässrig, vor Schreck, andere deprimierende Ursachen, mit großem Drang; Stuhl wie Reiswasser, blutig, abstoßender Geruch. Wässriger Stuhl, gefolgt von Tenesmus. Cholerasymptome.

Starker, schmerzloser, drückender Stuhl beim Essen. Das Rektum blutet und fühlt sich nach Bewegungen schmerzhaft an. Darm verstopft. Stuhl dunkelbraun, gestreift mit gelblich-grünem Schleim. Hämorrhoiden wund, schmerzhaft und juckend.

Sexualorgane - intensives sexuelles Verlangen am Morgen. Impotenz und schmerzhafte Ausscheidungen in der Nacht, ohne Erektion. Der sexuelle Instinkt war meistens sehr unterdrückt. Völlige Erschöpfung und Schwäche nach dem Koitus.

Weiblich: Menses vorzeitig und stark. Unregelmäßig, spärlich und dunkel, übler Geruch.

Schwäche. Dumpfer Kopfschmerz mit Menses, müde und schläfrig, Beine schmerzen. Schmerzen in der linken Seite und in den Eierstöcken. Intensives sexuelles Verlangen nach der Menstruation. Hysterie, Gefühl eines aufsteigenden Balles in der Kehle. Inkontinenz aus Nervenschwäche. Häufiges Wasserlassen.

Blutung aus der Harnröhre. Inkontinenz durch Lähmung des Schließmuskels der Blase.

Zystitis mit Erschöpfung. Diabetes mit Schwäche, Appetitlosigkeit usw.; Urin ganz gelb wie Safran. Schneidende Schmerzen in Blase und Harnröhre.

Schwangerschaft - Kindbettfieber. Schwache und uneffektive Geburtswehen, langwierige Wehen aus konstitutioneller Schwäche. Mastitis, Eiter bräunlich.

Atmungsorgane - Asthma, von der geringsten Nahrungsaufnahme. Asthma (große Dosen und häufige Gaben, D3), Depressionszustand des Neuronensystems. Stimmverlust durch Lähmung der Stimmbänder. Heuschnupfen, Asthma. Erschöpfungsgefühl. Husten aus Irritierung in der Luftröhre, die sich wund anfühlt. Dickflüssiger Auswurf, gelb, salzig,

Brust sehr wund. Keuchhusten in sehr nervösem Zustand, mit großer Erschöpfung.

Akutes Ödem der Lungen, krampfhafter Husten mit schaumigem, serösem Auswurf. Drohendes Ersticken. Kurzatmigkeit beim Treppensteigen, bei jeder Anstrengung. Krupp, letzte Stufe, extreme Schwäche, blasses Antlitz.

Kreislauf - Gefühl der Ohnmacht bei nervösen Menschen oder Schwindel durch schwache Kontraktionen des Herzens. Schwäche vor Erschrecken, Müdigkeit, usw. intensive Aktivität des Herzens, mit extremer Empfindlichkeit, Gefühle, Trauer oder Sorge, mit Herzklopfen. Funktionelle Störungen des Herzens. Mit einem schwachen, ängstlichen Zustand. Herzklopfen aus geringsten mentalen Emotionen heraus resultierend. Puls intermittierend, unregelmäßig, unterhalb des Normalbereichs. Palpitation nach rheumatischen Beschwerden, Fieber, mit Erschöpfung. Blutarmut, Herzklopfen bei Schlaflosigkeit und Unruhe. Schwache Zirkulation.

Rücken und Extremitäten - Erweichung des Rückenmarks, Patient hat Schwierigkeiten, sich selbst zu führen; Verlust der Bewegungskraft, stolpert leicht. Lahmheit mit Steifheit und einer größeren Unruhe, aber durch sanfte Bewegung besser werdend. Schmerz in Rücken und Extremitäten, durch Bewegung erleichtert, schmerzhaft zwischen den Schulterblättern. Fingerspitzen, als ob sie schlafen würden.

Jucken von Handflächen und Sohlen. Juckreiz der Beine in der Nacht mit Taubheit und Schwäche. Brennen der Füße. Schmerzen schlimmer beim Aufstehen aus einer sitzenden Haltung und von erzwungener Anstrengung. Schmerzhafte Gefühle und Verfärbungen. Akuter und chronischer Rheumatismus, Schmerzen verschwinden bei Bewegung, schwerer morgens nach der Ruhe und beim ersten Aufstehen, aus der Sitzposition fühlen sich Teile steif an. Erschöpfung verschlimmert es. Steifheit, paralytische Tendenz. Schmerzen in den Hüften. Lähmender, ziehender Schmerz in der Fußsohle. Frostbeulen an den Zehen. Muskuläre Schwäche nach schwerer Krankheit.

Nervensystem - Empfindlichkeit gegenüber Lärm und Licht, verbessert sich bei freudiger Aufregung und durch sanfte Bewegung: am stärksten wahrgenommen in Ruhezustand und wenn alleine. Ischias. Ziehen von Rücken bis in den Oberschenkel; Steifheit, große Unruhe und Schmerz, lähmende Erschöpfung, usw.;

Patient vergießt Tränen und macht „aus einer Mücke einen Elefanten."

Lähmung irgendeines Teils des Körpers, Teil-, Paraplegie, Hemiplegie. Die Lähmung tritt gewöhnlich plötzlich auf. Lokomotorische Lähmung, Verlust der motorischen Kraft, stimulierende Kraft. Schleichende Lähmung, in welcher der Fortschritt langsam ist, mit Verlust des Tastsinns, bei Gesichtsbehandlung der Lähmung.

Epilepsie, eingefallenes Antlitz, Kälte und Herzklopfen verstärken die Attacke. Gefühl eines Balles, der in der Kehle aufsteigt, ruheloses Gefühl. Zitternde Empfindung. Allgemeine Schwäche mit Reizbarkeit. Körperliche Schmerzen fühlen sich sehr stark an. Schreckhaft. Sexuelles Übermaß. Schmerzanfälle mit anschließender Erschöpfung. Kinderlähmung. Erschöpfende Krankheiten, mit lähmenden Schmerzen, schlimmer während der Ruhe, aber manifestiert sich am Anfang der Bewegung.

Schlaf - schläfrig, nach Sorgen oder Aufregung von nervösen Ursachen. Schlafwandeln bei Kindern. Gähnen, Dehnen und Müdigkeit, mit Gefühl der Leere in der Magengrube. Hysterisches Gähnen. Ständiges Träumen von Räubern, Fallen, Geistern, usw., Nachtschreck bei Kindern. Erwachen aus tiefem Schlaf, Schreien aus Furcht. Keine Lust, am Morgen aufzustehen. Zucken der Muskeln beim Einschlafen.

Fiebersymptome - wechselhaftes Fieber, starker Schweißdrang, bösartiges Fieber. Das Hauptmittel bei Typhus, Magen und Darminfekte, mit brauner, trockener Zunge, Schlaflosigkeit, Benommenheit, Delirium, etc.; hohe Temperatur bei Scharlach, faulige Bedingungen des Rachens, Erschöpfung, Benommenheit usw.; übermäßige und erschöpfende Schweißabsonderungen.

Fauliger Geruch. Schwitzen beim Essen mit Schwäche im Magen. Heuschnupfen; nervöse Irritiertheit.

Haut - Ekzem, Überempfindlichkeit und begleitet von Nervosität. Abszess und

Karbunkel, wenn die Angelegenheit faulig wird. Blasen über den Körper verteilt, wässriger Inhalt, Haut in Falten und verwelktes Aussehen. Fettige Krusten mit aggressivem

Geruch. Störende Sekretion auf der Haut. Jucken: von der Innenseite der Hände und Füße her, wo die Haut am dicksten ist. Jucken der Haut mit kribbelndem Gefühl, verursacht Schmerzen. Pocken, fieberhafte Bedingungen. Frostbeulen an den Zehen, Händen oder

Ohren, Kribbeln und Juckreiz. Bösartige Pusteln.

Gewebe - anämische Bedingungen. Atrophie, ableitende Krankheiten mit fauligen Stühlen. Hämorrhoiden. Blut dunkel, dünn und gerinnt nicht, faul. Allgemeine Schwäche und Erschöpfung. Personen, die unter unterdrückten sexuellen Instinkten oder einem Übermaß an selbigem Leiden. Seröse, übel riechende Ausscheidungen.

Gewebe, schuppig, Mangel an Vitalität. Entladungen haben einen abartigen Geruch.

Bedingungen - viele Symptome dieses Mittels werden durch Lärm verstärkt, indem man aus einer sitzenden Haltung aufsteht. Bei Überanstrengung, fortgesetzter Bewegung und nach Ruhe. Kalte Luft verschlimmert alle Schmerzen. Die charakteristischen Verbesserungen sind sanfte Bewegung, Essen, unter Anregung und Gesellschaft;

Schlimmer, wenn alleine. Schmerzen und Juckreiz schlimmer.

Nr. 6 Kalium sulfuricum - das Salz der Entschlackung

Allgemeiner Name - Sulfat von Kali

Chemische Eigenschaften - K_2SO_4

Vorkommen in Lava, usw.; kristallisiert kurz, permanente, farblose vier- und sechsseitige Prismen. Es ist in zehn Teilen kaltem Wasser und drei Teilen von kochendem Wasser löslich. Es ist in Alkohol unlöslich. Es hat einen schuppigen, bitteren, salzigen Geschmack.

Herstellung - reines Kaliumsulfat wird durch Verreiben hergestellt.

Physiologisch-chemische Daten - dieses Mittel, so Schüßler, hat die Funktion, als Heilmittel der Epidermis und des Epithels zu wirken. Ein Mangel an diesem Zellsalz verursacht eine gelbe, schleimige Ablagerung auf der Zunge: schleimig, dünn; oder gelbe bzw. grünliche Ausscheidungen und Sekrete von überschüssiger Substanz, auf irgendeiner der Schleimhautoberflächen. Die Gelbfärbung ist wahrscheinlich auf eine Fettdegeneration zurückzuführen. Offensichtlich spielt Kalium sulfuricum eine wichtige Rolle, da es in den Zellen und in den interzellulären Flüssigkeiten gefunden wird, in Muskeln, Nerven, Epithel und in den Blutkörperchen. Es ist der Träger von Sauerstoff. Dem Sauerstoff, der durch das in dem Blut enthaltene Eisen aufgenommen wird, ist es durch die Wechselwirkung von Kalium sulfuricum und Eisen möglich, jede Zelle des Organismus zu erreichen. Jede

Zelle benötigt für ihr Wachstum und ihre Entwicklung den vitalisierenden Einfluss von Sauerstoff. Oxidiert die organische Basis der Zellen. Daher zerfallen sie in ihre

Bestandteile. Ein Mangel an Kalium sulfuricum kann, je nach Ort und Umfang,

Anlass für folgende Symptome sein: Gefühl von Schwere und Müdigkeit, Schwindel, Frösteln, Herzklopfen, Angst, Melancholie, Zahnschmerzen, Kopfschmerzen, Gliederschmerzen. Diese Schmerzen sind schlimmer in geschlossenen Räumen und gegen Abend sowie besser an frischer Luft, die reich an Sauerstoff ist. Epidermis und Epithelzellen, die schlecht mit Sauerstoff gefüttert werden, lockern und lösen sich. Wenn Sauerstoff mit Kalium sulfuricum in Kontakt kommt, wird durch die Abschuppung der alten Zellen die Bildung neuer Zellen beschleunigt.

Allgemeine Wirkung - anwendbar für die dritte Stufe einer Entzündung bis zu ihrer

Rückentwicklung, wobei die Sulfate charakteristische Produkte der Oxidation in den Geweben darstellen und der Kaliumanteil seine spezielle Funktion in den Feststoffen ausübt. Das resultierende Salz ist ein dominanter Bestandteil ihrer Asche, von der die homöopathische Anwendung derselben abgeleitet wird. Krankheiten werden begleitet von starker Abschuppung bzw. gelben Schleimausscheidungen. Temperaturanstieg in der Nacht, was zu einer Verschlimmerung am Abend führt.

Leitsymptome und charakteristische Hinweise

Mentale Symptome - Angst vor dem Fallen.

Kopf und Kopfhaut - Schwindel, besonders beim Aufblicken und Aufstehen. Kopfschmerzen, die in einem warmen Zimmer und am Abend schlimmer werden. Besser an der kühlen frischen Luft. Ausfallende Haare. Kahle Stellen. Rheumatische Kopfschmerzen, am Abend und in erhitzter Atmosphäre; schlecht beweglicher Kopf (seitwärts). Reichliche Schuppung der Kopfhaut, feucht und klebrig. Schuppen und Kahlkopf.

Augen - Katarakt, Trübung der Linse. Gelbe Krusten an den Augenlidern, gelblicher oder grünlicher, eitriger Ausfluss aus den Augen. Konjunktivitis.

Ohren - Taubheit. Schwellung der Paukenhöhle. Mit Katarrh und Schwellung von

eustachischer Röhre. Schlimmer in beheiztem Raum, mit gelber, schleimiger Beschichtung auf der Zunge. Ohrenschmerzen, mit Ausfluss von wässriger gelber Substanz. Sekretion von dünner, hellgelber, grünlicher Flüssigkeit nach der Entzündung (oder dicker, eiterartiger Ausfluss, Calcium sulfuricum). Schmerz unter dem Schopf. Stechende Schmerzen, Spannung, Schneiden und Anspannung unterhalb des Haarfortsatzes.

Nase - Erkältungen mit gelben, schleimigen Ausscheidungen, wässrigen Flüssigkeiten. Der Patient fühlt sich allgemein schlimmer am Abend oder in einem beheizten Raum. Deutlich gelb / gelblich-grüne Entladungen aus der Nase. Nach Ferrum phosphoricum bei Erkältungen mit gelblichem, viskosem Sekret. Nase irritiert, mit gelblichem Ausfluss. Geruchsverlust.

Gesicht - Gesichtsschmerzen in einem beheizten Raum und am Abend verstärkt, in kühlen, ventilierten Räumen verbessert. Fahles Gesicht. Gesicht rot, Züge verzerrt.

Mund - Unterlippe geschwollen. Unterlippe schält sich in großem Maße ab. Brennende Hitze im Mund.

Zunge - Beschichtung gelb und schleimig, manchmal mit weißlichem Rand. Lippen, Zunge und Zahnfleisch weiß. Geschmack verloren.

Zähne - Zahnschmerzen schlimmer in Wärme und am Abend, besser in kühler, offener Luft. Chronischer Schmerz des Zahnfleischs.

Hals - keine Symptome, die bemerkenswert sind.

Magensymptome - brennende Hitze im Magen; brennender Durst, Übelkeit und Erbrechen. Chronischer Katarrh des Magens, mit gelber, schleimiger, überzogener Zunge. Verdauungsstörungen mit Gefühl von Druck in der Magengrube, schmerzhaft. Wasser sammelt sich im Mund. Gefühl der Ohnmacht im Magen. Kolik artige Magenschmerzen, wenn Magnesium phosphoricum versagt. Tief sitzender Magenschmerz. Magenfieber mit einem Temperaturanstieg am Abend und am Morgen. Angst vor heißen

Getränken. Gelbsucht mit Magen-Darm-Katarrh.

Darm und Stuhlgang - gelber schleimiger, wässriger anhaltender Durchfall, mit charakteristischen Schmerzen, die Koliken ähneln. Der Bauch fühlt sich kalt an. Schmerzen, ähnlich wie bei Flatulenz. Kolik verursacht durch große Hitze, durch Aufregung und plötzliche Kälte. Gas entweicht aus dem Darm, hat einen sumpfigen Geruch. Stechen und schwere Koliken. Dauerhafte Verstopfung. Interne und externe Hämorrhoiden. Temperaturanstieg in der Nacht und Absenken in den Morgenstunden.

Schwangerschaft - Symptome fehlen.

Atemwege- Bronchialasthma mit gelbem Auswurf, schlimmer im Sommer oder generell in einer warmen Atmosphäre. Bronchitis, Auswurf deutlich gelb, grünlich, schleimig, wasserreich und reichlich. Husten schlimmer am Abend, bei Hitze. Lungenentzündung. Grobes Rasseln. Kann nicht viel Schleim abhusten. Sputum besteht aus Wassermasse. Schleim rutscht zurück und wird allgemein geschluckt; harter, heiserer Husten, wie bei Krupp. Schweres Gefühl im Rachen. Großes Rasseln in der Brust, Rasseln von Schleim mit Husten. Dritte Stufe des katarrhartigen Hustens, mit lockerem, gelblichem Auswurf. Heiserkeit von Krupp artigem Husten, Sprechen wirkt ermüdend, Heiserkeit bei Kälte. Keuchhusten; gelber, schleimiger Auswurf. Lungenentzündung mit Keuchhusten; gelber, lockerer, klappernder Schleim wird abgehustet, Wasser ist wichtig. Erstickungsgefühl in heißer Atmosphäre. Verlangen nach kühler Luft.

Kreislauf - Puls schnell mit langsamen, pochenden, Schmerzen über dem Beckenkamm. Impuls kaum wahrnehmbar.

Rücken - und Extremitäten - neuralgische rheumatische Schmerzen im Rücken, Nacken und Gliedmaßen, schlimmer am

Abend oder in einem warmen Zimmer, und entschieden besser, wenn in kalter, gut durchlüfteter Atmosphäre. Rheumatische Schmerzen in den Gelenken des Körpers, begleitet von Verschiebung, einer wandernden Natur, die es scheinbar liebt, sich an einem Ort und dann wiederum an einem anderen niederzulassen. Entzündung der Gelenke. Krämpfe in den oberen und unteren Extremitäten.

Nervensystem - neuralgische Schmerzen in verschiedenen Teilen des Körpers, mit Tendenz zur Verschiebung der Lokalität.

Schlaf - viele lebhafte Träume.

Fieberhafte Symptome - die Temperatur steigt am Abend bis Mitternacht an, fällt dann wieder ab. Es hilft bei der Förderung der Transpiration, daher sollte es häufig gegeben werden. Wechselhaftes Fieber mit gelber, schleimiger, überzogener Zunge.

Fieber mit Blutvergiftung. Scharlach mit Fieber; Stadium der Abschuppung, kalter Schweiß.

Haut - Haut nicht aktiv (warme Getränke im Bett verabreichen und in Decken einwickeln). Krebs mit Ausfluss von dünner, gelber, seröser Substanz. Ekzem, wenn die Entladung gelb ist, grünlich, wässrig. Plötzliche Besserung des Hautausschlags.

Masern, Scharlach, Ekzeme usw., wenn die Haut hart ist. Brennen, Jucken, kranker Zustand der Nägel, verändertes Wachstum usw. (Kieselerde). Haut schuppt auf einer klebrigen Basis. Wunden auf der Haut mit gelber Wassersekretion; die Haut löst sich ab. Auswirkungen von Gift, Nesselsucht. Pocken zur Förderung des Abfallens von Krusten und Formationen von gesunder Haut. Schuppig in den Handflächen.

Gewebe - Entzündungen mit gelben, wässrigen, serösen Sekreten. Wasser,

Ausschwitzungen. Deprimierte Vitalität; Krankheit macht rasche Fortschritte. Weiche Polypen. Migrationsrheumatismus der Gelenke.

Modalitäten - die Hauptcharakteristika sind die abendliche Verschlimmerung und die Verbesserung in der kühlen, frischen Luft. Große Erschwerung in einem beheizten Raum; auch die charakteristische Sekretion der Schleimhäute, gelb, klebrig / schleimig.

Verabreichung - Schüßler empfiehlt die Potenzen D12 und D6, diese ergeben die besten Ergebnisse. Bei fieberhaften Bedingungen müssen die Gaben häufiger gegeben werden. Es wird äußerlich bei Schuppen und Erkrankungen der Kopfhaut empfohlen.

Nr. 7 Magnesium phosphoricum - das Salz der Muskeln und Nerven

Allgemeiner Name – Magnesiumphosphat

Chemische Eigenschaften - $MgHPO_4$

Es wird durch Mischen von Natriumphosphat mit Magnesiumsulfat hergestellt. Die resultierenden Kristalle sind sechsseitig, nadelförmig. Sie haben einen kühlenden, süßlichen Geschmack. Sie sind in Wasser kaum löslich. Kochen zersetzen die Kristalle. Es existiert in Getreidekörnern.

Zubereitung - das Salz wird verrieben.

Physiologisch-chemische Daten - ist ein erdiger Bestandteil von Muskeln, Nerven, Knochen, Gehirn, Zähnen und Blut. Eine Störung seiner molekularen Bewegung verursacht Krämpfe, Schmerzen und Lähmung. Schüßler sagt, dass die Wirkung von

Magnesium phosphoricum das Gegenteil von Eisen bewirkt. Durch funktionelle Störung der Moleküle der Letzteren entspannen sich die Muskelfasern; durch funktionelle Störungen der Magnesiummoleküle, die sie zusammenziehen; daher ist es das Heilmittel für Krämpfe und andere Nebenerscheinungen.

Allgemeine Wirkung - Krankheiten, die ihren Sitz in den Eiweißzellen oder in den Endwurzeln von Nerven, in den Muskeln oder im Muskelgewebe selbst haben, werden durch dieses Mittel geheilt. Schmerzen, die auswerfend sind, spasmodisch im Charakter, blitzartig, begleitet von einem einschränkenden Gefühl. Schmerzen ändern sich häufig in der Lokalität und werden durch Wärme und Druck erleichtert. Es ist stark krampflösend und daher bei Krämpfen, Tetanus, Epilepsie, krampfhafter Retention des Urins usw. angezeigt. Es ist am besten geeignet für schlanke, dünne, ausgemergelte Personen, mit einer sehr nervösen Konstitution und wirkt oftmals bei einer hellen Hautfarbe und insbesondere auf die rechte Seite des Körpers. Kälte im Allgemeinen begünstigt seine Wirkung sehr, während Hitze und Druck die Wirkung irritieren kann. Der Magnesium-phosphoricum-Patient ist müde, erschöpft, nicht in der Lage, sich aufzusetzen, er leidet an akuten oder chronischen Symptomen.

Begleitsymptome und allgemeine Eigenschaften

Mentale Symptome - Sinnesillusionen, Vergesslichkeit, Trägheit und Unfähigkeit klar zu denken, Unpässlichkeit zu geistiger Anstrengung. Schluchzen mit Klagen. Klagen die ganze Zeit über den Schmerz, mit Schluckauf. Ständig mit sich selbst sprechend oder in launischer Stille still sitzend. Trägt Dinge von Ort zu Ort.

Kopf und Kopfhaut - Gehirnprobleme von Kindern, mit Bewusstlosigkeit und Krampfsymptomen. Kopfschmerz, Schmerzen, stechend, verlagernd, intermittierend, krampfhaft und neuralgisch, immer durch die Anwendung von Wärme erleichtert.

Nervöse Kopfschmerzen mit Sternen vor den Augen. Sehr akute Kopfschmerzen, mehr bei jungen und starken Menschen, konstant während der Schule oder nach geistiger Arbeit. Schmerz am Hinterkopf erstreckt sich entlang der Wirbelsäule, am stärksten zwischen den Schultern. Kopfschmerzen, sich über den ganzen Kopf ausbreitend, mit Übelkeit und Frösteln, Kopfhaut fühlt sich rau an; viele Schuppen.

Augen - sehen verschwommen, sieht Farben vor den Augen (Chromatopsie), Funken. Augen, die anfällig sind für Licht, Fotophobie, Pupillen kontrahiert, ohne Vision durch Schwäche der Optik. Dunkle Flecken vor den Augen. Krampfhaftes Schielen.

Herabhängen der Augenlider. Klimpern der Augenlider.

Schlimmer auf der rechten Seite und erleichtert, wenn äußerlich angewendet. Empfindlich gegenüber Berührung. Jucken der Augenlider.

Ohren - Taubheit. Neuralgische Schmerzen, schlimmer hinter dem rechten Ohr, schlechter bei kalter Luft und dem Waschen von Gesicht und Hals in kaltem Wasser.

Nase - Verlust der Empfindung des Geruchssinns, auch ohne Beschwerden. Verstopfte Nase mit heftiger Entladung. Kälte im Kopf.

Gesicht - blitzartige Schmerzen, besser durch Berührung, Druck, Kälte sowie im Bett. Neuralgische Schmerzen der rechten Seite; Schmerzen des Schneidezahns, allmählich über die ganze rechte Gesichtshälfte strahlend, schlimmer durch Berührung, beim Mund öffnen, kalte Luft und wenn der Körper auskühlt.

Mund - Zuckungen der Mundwinkel. Gefühl der schmerzhaften

Kontraktion im

Unterkiefer mit Ziehen nach hinten. Spasmodisches Stottern.

Zunge - im Allgemeinen sauber mit Magenschmerzen; hellrot, Rauheit im Mund, linke Seite wund, Essen schmerzhaft, als ob verbrüht.

Zähne - empfindlich gegen Berührung der kalten Luft. Zähne können nicht mit kaltem Wasser geputzt werden. Zahnschmerzen schlimmer, wenn er ins Bett geht; besser durch Hitze und warme Flüssigkeiten. Starke Schmerzen in zerfallenen oder gefüllten Zähnen. Eiterung der Zähne mit Schwellung der Drüsen von Gesicht, Hals. Krämpfe, ohne fieberhafte Symptome.

Hals - Wundheit und Steifheit, besonders rechte Seite; Schlucken schmerzhaft mit Schmerzen im Hinterkopf. Muss Schlucken. Niesen und rauer Hals. Spasmus. Verengung der Kehle bei Versuchen, Flüssigkeiten zu schlucken, mit Erstickungsgefühl.

Magensymptome - empfindlich gegen Säuren und Abneigung gegen Kaffee. Sehnt sich nach Zucker. Schluckauf mit Würgen tagsüber und nachts. Hartnäckiger Singultus verursacht lang anhaltende Schmerzen. Der Schmerz ist schlimmer durch Berührung im Oberbauch und erneuert durch Trinken von kaltem Wasser. Krämpfe im Magen, Schmerzen wie von einer Bande, die fest um den Körper geschnürt wird. Blähung des Magens mit einschränkenden Schmerzen. Flatulenz. Übelkeit und Erbrechen.

Darm - Blähungskolik zwingt den Patienten, sich zu beugen, erleichtert durch Massage,

Druck, begleitet durch Aufstoßen von Gas, das keine Erleichterung gibt. Eingeschlossene Blähungen und Aufstoßen. Blähend. Kolik von Kindern. Schmerzen verursachen große Unruhe. Kann nicht auf ausgestrecktem Rücken liegen, muss gebeugt liegen. Aufgebläht, volles Gefühl im Bauch; muss die Kleidung lockern, herumlaufen und ständig in Bewegung sein.

Stuhlgang - wässriger Durchfall, mit Erbrechen und Krämpfen; mit Frösteln und Schmerz im Bauch. Dysenterie, mit krampfartigen Schmerzen, krampfhafte Retention von Urin; Schneiden, blitzartige Schmerzen in Hämorrhoiden, die so schwerwiegend sind, dass man in Ohnmacht fällt. Schmerzen im Rektum mit viel Stuhlgang. Schmerz, wie bei verlängertem Krampf von Bauchmuskeln. Verstopfung bei Säuglingen, mit spastischen Schmerzen bei jedem Versuch, Stuhl zu entleeren; viel Gas und Rumpeln, sowie flatulente Koliken.

Sexualorgane - Spasmen der Blase; das Kind gibt große Mengen ab; spasmodische Beschwerden; krampfartige Retention; Krampf des Blasenhalses; schmerzhaftes Drängen. Neuralgie nach Verwendung des Katheters.

Mangel oder Überschuss an Phosphaten. Das sexuelle Verlangen steigt an.

Weiblich - menstruale Kolik; Schmerz geht voraus. Schlimmer auf der rechten Seite, große Erleichterung durch Hitze. Menses zu früh.

Schwangerschaft - krampfhafte Wehen, Krämpfe in den Beinen, krampfartige Schmerzen, übermäßig austreibende Wirkung.

Atemwege – Asthma, wenn Flatulenz schwerwiegend ist. Spasmodische Schließung der

Luftröhre mit plötzlicher, schriller Stimme, Kontraktion der Brust. Anhaltender halbchronischer Husten von einem nervösen Charakter.

Keuchhusten; krampfhafter Husten in der Nacht, mit Schwierigkeiten beim Liegen. Schmerzen in der Brust, mehr auf der rechten Seite, die von Schmerzen im Darm ausstrahlen. Unterdrückung der Atemnot. Verengung der Brust und des Rachens, mit krampfhaftem, kitzelndem Husten.

Kreislauf - Angina Pectoris, neuralgische Krämpfe (besser in heißem Wasser); neuralgisches Herzklopfen, spasmodisch.

Nacken und Rücken - Schmerzen im unteren Teil des Rückens, im Nacken und im Rückenbereich. Akutes Brennen. Neuralgische Schmerzen in irgendeinem Teil des Rückens. Sich verschiebende Schmerzen; Netzhautentzündung. Wirbelsäule ist schmerzhaft und berührungsempfindlich.

Extremitäten - Schmerzen in Schultern und Anus, schlimmer rechts. Gelenke schmerzhaft. Unfreiwilliges Schütteln der Hände. Kribbelgefühl. Neuralgie in den unteren Gliedmaßen, in der Nacht, meist mit krampfhaften Muskelkontraktionen; die Beine schmerzen, nachdem man ins Bett gegangen ist. Gefühl in Gliedmaßen wie ein Stromschlag, gefolgt von Muskelkater. Krämpfe. Ischias mit krampfhaften Schmerzen. Heftige Schmerzen bei akutem Rheuma der Gelenke.

Nervensystem - Trägheit, müde, erschöpft, unfähig, sich aufzusetzen. Alkoholismus. Nächtliche Neuralgien, mit krampfhaften Muskelkontraktionen. Krämpfe aus motorischen Zuckungen, überall. Blitzartige Schmerzen. Krämpfe mit Steifheit der Gliedmaßen. Finger geballt, Daumen eingezogen. Unwillkürliche Bewegungen und Verrenkungen der Gliedmaßen. Zittern der Hände, Glieder, Kopfschütteln. Lähmung von Neugeborenen. Schreibkrampf. Klavier- oder Geigenspielerkrampf.

Schlaf - spasmodisches Gähnen. Schlaflosigkeit, Erschöpfung

oder Mangel an Nährstoffen des Hirns. Schläfrigkeit. Schlaf unterbrochen durch störende Träume, durch Schmerzen im Hinterkopf und Nacken.

Fieber - wechselhaftes Fieber mit Krämpfen in den Waden. Unterkühlung nach dem Abendessen, abends, ca. 19 Uhr. Schüttelgefühl, den Rücken hinauf und hinunter; gefolgt von Erstickungsgefühl. Starker Schüttelfrost um 21 Uhr abends. Fieber. Starker Schweiß.

Haut - Brennen und stechender Schmerz in den Ballen. Ausschlag, wie bei Insektenstichen; schlimmer an Knien, Knöcheln und Ellenbogen.

Gewebe - Krämpfe und Entzündungen. Spasmus.

Modalitäten - alle Schmerzen dieses Mittels sind auf der rechten Seite schlimmer, durch Kälte im Allgemeinen, kalte Luft, Luftzug, kaltes Waschen und Berührung. Immer erleichtert durch Wärme, Hitze, Druck, Beine anziehen und Reibung.

Nr. 8 Natrium chloratum - das Salz des Flüssigkeitshaushaltes

Synonyme - Natriumchlorid

Allgemein – Salz, Tafelsalz

Chemische Eigenschaften - NaCl

Es ist reichlich in der Natur vorhanden. Es ist löslich in kaltem Wasser, kaum kochend. Es ist in absolutem Alkohol unlöslich.

Zubereitung - ein Teil von reinem Natriumchlorid wird in neun Teilen gelöst.

Physikalisch-chemische Daten - dieses Salz ist ein Bestandteil jedes flüssigen und festen Teils des Körpers. Seine Funktion ist es, den Feuchtigkeitsgrad in den Zellen zu regulieren. Die Funktion des Salzes, den Grad der Feuchtigkeit in den Zellen zu regulieren, wird erreicht durch seine Eigenschaft, Wasser anzuziehen, das als Getränk oder per Essen aufgenommen wird, und welches schließlich in das Blut gerät, von wo es dann die verschiedenen Zellen erreicht, und ihnen die notwendige Feuchtigkeit zuteilwerden lässt.

Natriumchlorid in der Zelle hat die Eigenschaft Wasser anzuziehen; in Folge davon, vergrößert sich die Zelle und wird geteilt. Nur so wird die Teilung der Zellen ermöglicht. Wenn kein Natriumchlorid in den Zellen gebildet wird, wird das Wasser zur Versorgung ihrer Feuchtigkeit, in den intrazellulären Flüssigkeiten zurückgehalten, und es entsteht eine Hydrierung. Der Patient zeigt dann eine wässrige, aufgeblähte Erscheinung, ist matt, schläfrig, kühl, besonders entlang der Wirbelsäule und Extremitäten. Er sehnt sich nach Salz. Obwohl reichlich Salz angeboten und in der Nahrung aufgenommen wird, wird der krankhafte Zustand nicht verbessert, einfach, weil die Zellen die Salzteilchen nicht einnehmen können, solange diese nicht in einer verdünnten Lösung angeboten werden.

Ein Überangebot von Salz in den interzellulären Flüssigkeiten verursacht oft einen salzigen Geschmack. Ein solcher Zustand verursacht auch eine Schärfe und Absonderungen der Schleimhäute von offenen Wunden. Das Chlorid des Natriums, das in den gesunden Epithelzellen der serösen Membranen enthalten ist, reguliert die Osmose von Wasser aus dem arteriellen Blut.

Allgemeine Wirkung - da Salz und seine Wirkungen im allgemeinen Volksmunde sehr präsent sind, wird hier im Weiteren auf diese eingegangen.

Natrium chloratum fördert die Aktivität von Gewebeveränderungen und erhöht die Ausscheidung von Harnstoff, daher seine Verwendung in Krankheitssymptomen, die die Drüsen, die Eingeweide und die Haut betreffen. Es wirkt auf das Blut, das Lymphsystem, die Schleimhaut des Verdauungstraktes und auf die Leber und Milz. Es verursacht eine Verminderung des Blutes und anderer lebenswichtiger Flüssigkeiten, die somit zu Entzündungen und Ulzerationen führt. Mangelzustände und Abmagerung. Anämie, Leukämie, Hydrämie, Chlorose und Skorbutes. Überall sind Schleimhäute betroffen, die Schwellungen verursachen, Blutungen und vermehrte Schleimsekretion; daher Katarrhe aller schleimigen Membranen, mit Absonderungen von durchsichtigem, wässrigem, grobem Schleim. Wässriges Erbrechen, erhöhte Wasserempfindlichkeit. Die Zunge hat ein sauberes, glänzendes Aussehen, oder Blasen erstrecken sich entlang der Zunge.

Verminderte Sekretion von jeglichem Teil des Körpers, salziger Geschmack.

Leitsymptome und charakteristische Hinweise

Psychische Symptome - hoffnungsloses Gefühl für die Zukunft. Geistererscheinung, Trost verschlimmert Zustand; übermäßige Aufregung. Mit der Neigung zu tanzen und zu singen; ärgerliche Disposition mit leidenschaftlichen Ausbrüchen. Melancholie in der Pubertät.

Kopf und Kopfhaut - starke Kopfschmerzen, mit Fülle von Tränen und Schläfrigkeit. Der Kopf nickt unwillkürlich aufgrund der Schwäche der Nackenmuskeln. Kopfschmerzen mit Verstopfung.

Hals - Hals abgemagert. Diphtherie, wenn das Gesicht geschwollen und blass ist.

Mit Schläfrigkeit, wässrigem Stuhlgang, Speichelfluss oder Erbrechen von Wasser.

Nur Flüssigkeiten können verschluckt werden. Halsschmerzen; mit transparentem Schleim bedeckte Mandeln. Chronische Halsschmerzen, mit Gefühl von Enge und große

Trockenheit der Kehle. Einschnürung und Stiche im Hals. Insbesondere bei

Rauchern und nach Silbernitrat-Behandlung. Schwellung der Unterkieferdrüsen, Lippen und

Zervixdrüsen sowie Mandeln. Mit wässrigen Absonderungen. Mumps, mit Speichelfluss und häufigem Schleimhusten, salzig schmeckend. Zapfen verlängert.

Magensymptome - Verdauungsstörungen mit Erbrechen von klarem, schaumigem Wasser, Speichel, mit Schmerz und anhaltendem Speichelfluss. Übel riechender Atem. Magenschmerzen mit obigen Symptomen. Schwere und Fülle. Wasser kommt in die Kehle, nicht sauer. Druck und Dehnung des Magens, Heißhunger auf Salz. Sehnsucht nach salzigen und bitteren Dingen. Heftiger Durst. Sodbrennen nach dem Essen. Saurer Geschmack. Abneigung gegen Brot. Gelbsucht mit Schläfrigkeit. Gefühl der großen Schwäche. Rote Flecken auf der Magengrube.

Darm und Stuhlgang - Verstopfung, aus Mangel an Feuchtigkeit; Trockenheit der

Schleimhäute mit wässrigen Absonderungen; Erbrechen, wässrige Augen, Schmerzen in der Region von Leber und Milz. Hämorrhoidale Verstopfung. Verstopfung begleitet von Darmschwäche. Brennende Schmerzen im Rektum. Brennende Hämorrhoiden. Eruption um den Anus herum. Blutend, kein Gefühl nach dem Stuhlgang, mit Stichen im Rektum. Schmerzen im Bauch. Durchfall mit wässrigem, schaumigem Stuhl. Durchfall, der sich mit Verstopfung abwechselt. Durchfall, unwillkürlich. Weiß nicht, ob bei

Flatulenz auch Fäkalien entweichen. Große Schwäche der Darmmuskeln und Eingeweide.

Sexualorgane - Schneiden und Brennen nach dem Wasserlassen. Hoden schmerzhaft, geschwollen und entzündet. Katarrh der Blase mit Entladungen. Unwillkürliches Urinieren beim Gehen, Husten usw., chronischer Tripper, durchsichtiger, wässriger Schleim, stark juckend; Harnröhre - schmerzhafter Druck; Schneiden in der Harnröhre nach dem Wasserlassen. Chronische Syphilis, seröse Exsudation, Haarausfall der Schamhaare. Samenemissionen, gefolgt von Frösteln und Mattigkeit mit erhöhten sexuellen Wünschen. Impotenz. Entladung von Prostataflüssigkeit. Brennen und Schmerzen der Vagina nach dem Wasserlassen. Inkontinenz von Urin. Menstruation, Entladung dünn, wässrig, blutig; verzögerte Menstruation mit Kopfschmerzen. Schmerzen in den Hoden. Heftiger Juckreiz am Hodensack. Traurigkeit während der Menses. Wässrige, kleine Abflüsse, zwischen den Perioden. Juckreiz und Abfallen der Schamhaare. Vor der Menstruation traurig und melancholisch; während und nach der Menstruation, Kopfschmerzen. Prolaps muss sich hinsetzen, um es zu verhindern. Große Dichtigkeit der Vagina. Chlorose verdünnte Haut Herzklopfen. Gebärmutterprobleme erleichtert durch Rückenlage und Kissen.

Schwangerschaft - Morgenübelkeit mit Erbrechen von schaumigem, wässrigem Schleim. Verlust von Haaren nach Geburt und während Laktation.

Atemwege - akute Entzündung der Luftröhre, mit klarem, schaumigem Schleim (wie Wasser), locker und rasselnd. Husten am Tag und in der Nacht; aus Magengrube. Bronchitis mit Husten, Kitzeln hinter Schlüsselbein. Husten verursacht starken Kopfschmerz, unwillkürliche Schmerzen im Bauch, Herzklopfen und Stiche in der Brust. Chronischer Bronchialkatarrh, „Winterhusten“. Husten mit “platzendem Kopfschmerz”. Es strömen die Tränen über die Wangen; unwillkürliches Asthma. Mit reichlich wässrigem Schleim. Keuchhusten bei gleichen Bedingungen. Lungen voll mit viel rasselndem Schleim, serös und schaumig, hustet schwer. Heiserkeit, Schmerz.

Kreislauf - Puls schnell und wechselnd, schlimmer auf der linken Seite liegend. Flatternde Bewegung des Herzens. Gefühl der Einschnürung. Herzklopfen mit Angst und Traurigkeit, Blutarmut. Hypertrophie des Herzens, muss häufig liegen, hat kalte Hände und taube Extremitäten.

Rücken und Extremitäten - ausgemergelter Nacken bei Kindern. Wirbelsäule und Extremitäten überempfindlich. Kältegefühl im Rücken. Periodische Attacken von Gicht. Große Schwäche und Müdigkeit. Chronischer Rheumatismus der Gelenke. Gelenke knacken; rheumatische, gichtartige Schmerzen, unwillkürliches Zucken der Beine, während des Schlafs. Steifheit und arthritische Schwellungen, Knöchel schwach. Schmerzen im unteren Rücken beim Aufstehen. Finger, die Wasserflüssigkeit enthalten. Haut der Hände, besonders über Nägeln ist aufgerissen. Warzen an Händen. Schmerzen in der Hüfte. Ischias - schmerzhafte Kontraktion. Schwäche in Knien und Waden. Knacken von Fingern. Risse zwischen den Zehen. Häufiges Einschlafen der Beine und Füße, mit Schwäche der Sprunggelenke.

Nervensystem - Gefühl der Taubheit. Paretische Schwäche in verschiedenen

Muskelgruppen am Rumpf und an den Gliedmaßen. Wirbelsäule überempfindlich auf Berührung und insbesondere Druck. Unruhe und Zucken der Muskeln. Lähmender Schmerz im unteren Rücken. Lähmung. Neuralgischer Schmerz. Hysterische Krämpfe und Schwäche. Erkältet sich leicht. Leicht ermüdet.

Schlaf - übermäßiger Schlaf. Die Menge von Schlaf ist übermäßig und man fühlt sich müde beim Erwachen. Konstanter und übertriebener Wunsch zu schlafen. Träume von Räubern im Haus. Häufiger Tagschlaf. Schlaf sehr unruhig und spät. Schlaflosigkeit.

Fieberhafte Symptome - Scharlach mit Schläfrigkeit, Zucken oder Erbrechen.

Starker Nachtschweiß. Rheumatisches Fieber mit Frösteln und charakteristischen Symptomen. Heuschnupfen mit wässrigen Entladungen aus Augen und Nase. Schläfrigkeit groß. Intensives Fieber nach Aufenthalt in feuchten Regionen. Intensiver Juckreiz gepaart mit Hitze und erhöhten Kopfschmerzen sowie Durst und Schweiß. Schwächung, viel

Rückenschmerzen und pochende Kopfschmerzen, große Mattigkeit, Abmagerung, fahler Teint und Fieberblasen auf den Lippen. Benommenheit und Erbrechen treten auf.

Haut - chronische Hautkrankheiten. Ekzem, Schuppen oder

Eruptionen mit Wasserinhalt. Eruptionen, die bei der Entstehung einer Krankheit auftreten,

Blasen, Bläschen und Wasserbläschen auf der Haut. Herpes in Beuge von Knie und Ellenbogen. Farblos wechselhafte Vesikel, die sich zu dünnem Schorf formen, die abfallen und sich leicht wieder neu bilden. Wundsein der Haut bei Kindern. Weiße Schuppen auf der Kopfhaut. Wasserbläschen. Schindeln oder Herpes Zoster mit entsprechenden

Symptomen. Auswirkungen von Insektenstichen. Juckreiz heftig, erscheint nach körperlicher Anstrengung. Nässen einer beißenden Substanz. Eruptionen auf den Oberflächen der Gelenke. Es ist in der Regel das zweite Mittel bei Herpes Zoster. Ekzem von zu viel

Salz essen. Pilznematoden. Fettige Haut. Ekzem der Augenbrauen, hinter den Ohren. Warzen in Handflächen. Ausschlag gepaart mit intensivem Fieber.

Nr. 9 Natrium phosphoricum - das Salz für Säuren-Basen-Gleichgewicht und Stoffwechsel

Allgemeiner Name – Sodaphosphat

Chemische Eigenschaften - Na_2HPO_4

Es wird unter anderem auch aus Knochenasche hergestellt. Es wird in großen, transparenten Prismen mit zwölf Wassermolekülen kristallisiert. Es hat einen milden, kühlenden, salzigen Geschmack. Es ist in zwei Teilen heißem und in sechs Teilen von kaltem Wasser löslich. Es ist in Alkohol unlöslich. Lösungen sind leicht alkalisch.

Zubereitung - das reine Phosphat von Soda wird verrieben.

Physiologisch-chemische Daten - dieses Salz ist in Blut, Muskeln, Nerven und Gehirnzellen enthalten sowie in den interzellulären Flüssigkeiten. Durch die Anwesenheit dieses Salzes wird Milchsäure in Kohlensäure und Wasser zerlegt. Es absorbiert die Kohlensäure und nimmt zwei Moleküle für jedes Molekül von sich selbst auf, und sendet es zu den Lungen, wo der Sauerstoff der Luft die Kohlensäure im Austausch gegen Sauerstoff freisetzt und Letzterer schließlich vom Eisen aufgenommen wird.

Natrium phosphoricum ist das Mittel gegen übermäßige Bedingungen von Milchsäure.

Es verhindert die Verdickung der Galle und des Schleims mit der Eiweißbildung des Cholesterins in den Gallengängen und wird so die Ursache für viele Fälle von Gelbsucht.

Es ist nützlich bei Gicht sowie bei akutem und chronischem Gelenkrheumatismus als Mittel gegen Säure. Die Rolle dieses Salzes besteht weitgehend in der Katalyse von Milchsäure im Blut und reinigt damit dieses Produkt der Muskeln, die gespeichertes Glykogen in Säure transformiert.

Kopf und Kopfhaut - Kopfschmerzen am Scheitel des Kopfes; beim Aufwachen am Morgen, mit cremigem Aussehen auf der Rückseite des Gaumens und gelber, feuchter Zunge. Starker Schmerz im Kopf, als wenn der Schädel zu voll wäre, mit Übelkeit oder schleimigem Erbrechen. Heftiger Druck und Hitze auf der Oberseite des Kopfes, als ob er sich öffnen würde. Schwindel, mit Magenbeschwerden. Übelkeit erregende Kopfschmerzen.

Augen - Abgabe von goldgelber, cremiger Substanz aus den Augen. Konjunktivitis,

Abgang von gelber, cremiger Masse, die Augenlider sind am Morgen zusammengeklebt.

Funken vor den Augen. Schielen. Granulare Konjunktivitis. Schmerz über den Augen. Als ob ein Schleier über den Augen liegt.

Ohren - Ohren wund, äußerlich, und jucken. Magenstörungen und Säure.

Nase - Säure und stechender Geruch in den Nasenlöchern. Offensiver Geruch aus der Nase. Juckreiz der Nase.

Gesicht - rotes und fleckiges Gesicht, aber nicht fiebrig. Weiß an Nase oder Mund.

Gesichtsneuralgie; schießender, stechender Schmerz. Wundheit des rechten Unterkiefers. Blässe oder bläulich. Cremige Schicht im hinteren Teil des Mundes. Saurer Geschmack im Mund.

Zunge - der große Indikator für dieses Mittel ist die feuchte, cremige oder goldgelbe Beschichtung auf der Zunge. Blasen und Gefühl von Haaren auf der Zungenspitze. Probleme mit der Sprache.

Zähne - Knirschen der Zähne bei Kindern während des Schlafes.

Hals - die gleiche feuchte, cremige goldgelbe Farbe, die sich am Zungengrund befindet, befindet sich auch am weichen Gaumen, Tonsillen und dem Zapfen. Dieser Zustand wird normalerweise auch von einem sauren Zustand des Magens begleitet. Gefühl von Klumpen im Hals, schlimmer beim Schlucken von Flüssigkeiten. Tropfen von dickem, gelbem Schleim, schlimmer in der Nacht.

Magensymptome - Säure, saures Aufstoßen aufgrund von überschüssiger Milchsäure. Magenabrieb und Ulzerationen. Schmerzhafter Essvorgang. Erbrechen von sauren Flüssigkeiten oder von dunkler Substanz wie Kaffee, saures Aufstoßen, Appetitlosigkeit. Dyspepsie. Mit charakteristischen Symptomen auf der Zunge, gestörtem Geschmack im Mund. Der Schmerz kommt nach dem Essen. Übelkeit und Erbrechen von sauren Flüssigkeiten und geklumpten Massen (keine Nahrung). Wässrig mit Säure.

Blähungen mit sauren Einflüssen. Koliken bei Kindern mit sauren Symptomen wie grüner, sauer riechender Stuhl, Erbrechen von Geronnenem etc., Bauchschmerzen.

Völlegefühl im Magen. Unvollkommene Assimilation von Fetten aus Mangel an Galle.

Darm und Stuhlgang - dauerhafte Verstopfung mit gelegentlichen Anfällen von Durchfall, in jungen Jahren. Wirkt auf die Drüsenorgane des Darmtraktes. Durchfall durch übermäßigen Säuregehalt verursacht, übel riechender Stuhl, grüne, Gelee artige Schleimmassen, schmerzhaft, spärlich und häufig. Plötzliche Schwierigkeiten beim Stuhlgang. Schmerzen in rechter Leiste.

Lange Fadenwürmer, mit charakteristischen Symptomen von Säuregehalt, gelegentliches Schielen, Schmerzen in den Eingeweiden, unruhiger Schlaf usw.; Juckreiz am Anus durch Würmer, vor allem nachts im warmen Bett.

Grüner Stuhlgang mit Durchfall und manchmal gepaart mit Gelbsucht, aufgrund der Schwäche der Galle. Flatulente Kolik. Hartnäckige Verstopfung. Juckreiz, Anus wund und rau.

Sexualorgane - hepatische Diabetesform. Ständiges Drängen, Gedankenaustausch erfordert Anstrengung. Inkontinenz bei Kindern mit Säure. Urin dunkelrot. Samenemissionen ohne Träume. Samen dünn, wässrig. Das sexuelle Verlangen ist gestiegen. Menses zu früh, blass, mit Kopfschmerzen nachmittags über den Augen, schlimmer nach der Menstruation, mit Gefühl in den Knien, als ob die Bänder verkürzt wären. Schwäche und Störungen in der Gebärmuttergegend. Prolaps mit herabsinkendem Gefühl nach dem Stuhlgang. Verschiebung des Uterus mit rheumatischen Schmerzen. Ausfluss cremig, honigfarben oder sauer und wässrig. Sauer riechende Entladungen. Aufregung mit Schlaflosigkeit vor der Menstruation.

Schwangerschaft - Morgenübelkeit mit Erbrechen von sauren Gasen oder Flüssigkeiten.

Atemwege - ein nützliches Mittel bei Katarrhen, die mit Säure verbunden sind.

Außerdem bei jungen Personen, mit der erblichen Neigung zu seufzen, besonders während der Menses. Schmerzen in Muskeln unter dem Schlüsselbein. Schmerzen in der Brust, schlimmer durch Druck und tiefe Atmung.

Kreislauf - Zittern über dem Herzen. Schmerzen um die Region des Herzens, Linderung von Schmerzen in den Gliedern und im großen Zeh. Herzklopfen, spürt Puls in verschiedenen Körperteilen. Gefühl, als ob Stein durch Arterien schießt.

Rücken und Extremitäten - Schwellung der Drüsen des Halses. Schwächegefühl in Rücken und Gliedmaßen. Beine hängen beim Gehen nach. Gang instabil. Schwäche der unteren Extremitäten. Innere Oberschenkel reiben sich. Geschwollene Oberschenkel. Schmerzen in den Knien, Knöcheln und Schienbeinen, in Hohl- und Fußballen. Kontraktion des Streckermuskels auf dem Rücken. Schmerzende Handgelenke. Krampfhafte Schmerzen in den Händen beim Schreiben. Krankes Gefühl in Gelenken. Rheumatische Arthritis, besonders in Fingern, Schmerzen wandern plötzlich zum Herzen.

Nervensystem - Unruhe im Schlaf, verursacht durch Würmer, begleitet von Schielen und Zucken der Gesichtsmuskeln. Nervosität, müdes Gefühl, mit üblem Mundgeruch und Zucken im Nacken, Zittern und Herzklopfen. Schwere, wie gelähmt. Erschöpfung.

Schlaf - Schlaf unruhig mit Schmerzen, schläfrig, schläft im Sitzen ein. Schlaflos vor Juckreiz. Wacht leicht auf. Sexuelle Träume.

Fieber - wechselhaftes Fieber mit Erbrechen von sauren Massen; äußerst säuerlich riechende Schweißabsonderungen. Füße tagsüber eiskalt, nachts brennend heiß. Blitzartige

Hitze und Kopfschmerzen jeden Nachmittag.

Haut - Veränderung der Haut. Ekzem mit Symptomen von Säure, Sekret cremig, honigartig. Goldgelbe Krusten. Sekrete gelb wie Honig, und verursachen Schmerzen der Haut. Juckreiz: am ganzen Körper, wie Insektenstiche.

Gewebe - Exsudate und Sekrete gelb, honigartig. Leukämie.

Schwellung von

Lymphknoten. Bei Knochenerkrankungen, um Ablagerungen von Phosphat aus Kalk zu begünstigen. Seine spezifische Wirkung auf Drüsen neigt dazu, das Krankhafte aufzulösen. Rheumatische Arthritis.

Modalitäten - einige der Schmerzen dieses Mittels wurden verschlimmert während eines Gewitters; viele Symptome erfahren eine Verschlechterung am Abend.

Nr. 10 Natrium sulfuricum

Allgemeiner Name – Glaubersalz

Chemische Eigenschaften - Na2SO4

Es kommt ziemlich reichlich in der Natur vor: im Meerwasser, in Salzquellen, russischen Salzseen usw.; es ist groß, farblos, transparent und weist einen kühlenden, bitteren, salzigen Geschmack auf. Wirkt in der Luft bei 30 Grad.

Zubereitung - das reine Sulfat von Natrium wird verrieben.

Physiologisch-chemische Daten - die Schwefelsäure, die durch Oxidation gebildet wird, würde das Gewebe zerstören, wenn es nicht in seinem Zustand mit Karbonaten Verbindungen eingehen würde. Dieses Salz erscheint nicht in den Zellen, sondern nur in den interzellulären Flüssigkeiten.

Es unterstützt und reguliert die Ausscheidung von überflüssigem Wasser, z. B. solches, das bei der Zersetzung von Milchsäure entsteht. Natrium chloratum fördert die Teilung von Zellen wegen der Erhöhung von Wasser. Natrium sulfuricum leitet Wasser aus dem Körper aus.Es nimmt Wasser von alten Leukozyten und erreicht dadurch ihren Zerfall. Es ist somit ein Heilmittel gegen Leukämie.

Allgemeine Aktion - das Hauptmerkmal ist ein grünlich-grauer oder grünlich-brauner Belag an der Zungenwurzel und Verschlimmerung vom Liegen auf der linken Seite. Seine Beschwerden werden durch das Leben in feuchten Häusern und Kellern verursacht. Beschwerden sind schlechter bei nassem Wetter.

Mentale Symptome - Neigung zum Suizid, muss sich in Zurückhaltung üben, begleitet von Wildheit und leichter Reizbarkeit aufgrund von erhöhter Galle. Musik, insbesondere melancholische Musik, verschlimmert die Symptome; schlimmer am Morgen. Entmutigt. Psychische Probleme entstehen durch Verletzungen am Kopf.

Kopf und Kopfhaut - heftig pulsierende Kopfschmerzen, schlimmer auf dem Scheitel des Kopfes. Schwindel - Schwindel von Magenstörungen, Übermaß an Galle, mit galligem Belag auf der Zunge oder bitterem Geschmack im Mund. Kopfschmerz mit galligem Durchfall oder Erbrechen von Galle, bitterem Geschmack, Kolik artigem Schmerz.

Kopfschmerzen mit Schwindel. Auswirkungen von Stürzen und Verletzungen am Kopf und seelische Störungen davon. Stauung des Blutes im Kopf. Heftige Schmerzen im

Gehirn, als wäre es mit einem Stock zerschmettert. Im oberen Teil des Kopfes brennt es.

Das Gehirn fühlt sich an wie lose. Kopfhaut empfindlich; das Haar schmerzt beim Kämmen.

Augen - Gelbfärbung der Bindehäute. Große, blasenartige Granulationen mit Brennen.

Grüner Eiter, schreckhaft gegenüber Licht, Fotophobie.

Ohren - Ohrenschmerzen, als dränge etwas heraus, schlimmer bei feuchtem Wetter. Blitzartige Stiche in den Ohren.

Nase - Nasenbluten während der Menstruation. Jucken von Nasenflügeln.

Eiter ist grün. Nasaler Katarrh; salziger Schleim.

Gesicht - gelblich mit Galle. Schmerzen im Gesicht, gepaart mit zugleich auftretenden Pickeln.

Mund - bitterer Geschmack im Mund, voller Schleim, dick und hartnäckig, Weiß, muss es ständig aus der Speiseröhre, Luftröhre und Magen heraus räuspern. Es kommt aus dem Bauch heraus, immer übel riechend und schleimig. Im Mund brennend. Schlechter Geschmack im Mund und immer voller Schleim. Mundhöhle wund. Gaumen empfindlich; besser, wenn man kalte Sachen einnimmt.

Zunge - bräunlich-grüne Beschichtung, gräulich-grün. Gaumen sehr empfindlich, besser beim Einnehmen von kalten Sachen. Schmeckt bitter; schleimige Zunge. Blasen an der Spitze; rote Zunge.

Zähne - Zahnweh besser durch kühle Luft, besser auch durch kaltes Wasser

Blasen am Zahnfleisch.

Hals - Gefühl von Klumpen beim Schlucken; Kehle trocken. Geschwür mit Halsschmerzen, reichlich dicker, zäher, weißer Schleim. Hochziehen des Schleims am Morgen.

Magensymptome - Durst am Abend. Der Bauch fühlt sich aufgebläht und schwer an; konstante Übelkeit. Erbrechen von Galle mit bitterem, saurem Geschmack, Schwindel und Kopfschmerzen. Erbrechen von salzigem, grünlichem Wasser. Überschuss an Galle, Erbrechen von bitteren Flüssigkeiten, grünlich-braune bzw. grünlich-graue Zunge.

Koliken mit den oben genannten Symptomen und dunklen Stühlen. Gelbsucht aus Ärger entstehend. Grüne Evakuierungen, fahle Haut, gelbe Augäpfel.

Saures Aufstoßen. Koliken, schlimmer vor dem Frühstück, wenn der Magen leer ist. Schmerzende und schneidende Schmerzen in der Region der Leber. Leber geschwollen, schlimmer liegend: auf der linken Seite. Schmerzen in der linken Region oft begleitet von einem Husten mit Auswurf. Der Bauch fühlt sich gebläht an.

Darm und Stuhlgang - große Flatulenz mit schneidenden Schmerzen im Unterleib und Stau der Leber. Kann keine enge Kleidung um die Taille tragen. Blähende

Koliken, die oft in leichter Leistengegend beginnen und sich über den ganzen Bauch ausbreiten. Hitze in den unteren Därmen mit grünen Gallenausscheidungen. Durchfall, Stuhlgang dunkel, gallig von grüner Galle. Jucken am Anus. Reizbare Leber, manchmal nach übermäßigem Lernen oder geistiger Arbeit. Wundheit der Leber bei Berührung, stechende Schmerzen darin. Lockerer Stuhlgang, vor allem bei feuchtem Wetter.

Sexualorgane - Urin geladen mit Galle. Hauptmittel bei Diabetes. Chronische Nephritis, Harnröhrenausfluss, gelblich-grün. Ablagerungen im Harn, steinartige Materie im Urin, oft mit Gicht verbunden. Brennen während der Behandlung. Sandige Ablagerung im Urin. Vergrößerte Prostata; Eiter und Schleim. Juckreiz von Genitalien. Chronische Gonorrhoe und Sykosis. Weibliche Genitalien geschwollen und bedeckt mit Bläschen; Nasenbluten vor der Menstruation. Menses sind profus, scharf und begleitet von Koliken und Verstopfung, frühmorgendlichem Durchfall und Frösteln.

Schwangerschaft - Erbrechen in der Schwangerschaft mit bitterem Geschmack.

Atemwege - Heiserkeit. Asthma, schlimmer bei Wechsel zu feuchtem Wetter. Asthma, Rasseln von Schleim. Asthma, das sich aus einem allgemeinen bronchialen Katarrh entwickelt. Husten mit dickem, klebrigem, grünlichem, eitrigem Auswurf; schmerzhafte Brust, die besser durch Druck ist, der Patient hält seine Brust beim Husten. Stechende Schmerzen, besonders in der linken Brust. Bronchialkatarrh, Husten schlimmer in frühen Morgenstunden.

Kreislauf - Druck und Angst in der Herzregion, muss ins Freie gehen.

Rücken und Extremitäten - Schmerzen im unteren Rücken. Schmerzen entlang der Wirbelsäule und des Halses. Meningitis, wichtigstes Mittel, mit Zurückziehen des Halses und Krämpfen im Rücken. Schwellung und Eiterung von Drüsen. Stiche in der linken Hüfte, Zittern der Hände, Mattigkeit und Ödeme der Füße. Eiterung um die Wurzeln des Nagels. Kribbelnder ulzerativer Schmerz unter Nägeln. Jucken der Zehen. Ischiasschmerzen beim Aufstehen vom Sitzen oder Drehen im Bett; keine Erleichterung in irgendeiner Position. Schmerzen von Hüften zu den Knien. Rheumatische Schmerzen in den Gliedern. Knacken von Gelenken. Gicht in den Füßen, akute und chronische Fälle. Brennen in den Sohlen erstreckt sich bis zu den Knien. Arthritis.

Nervensystem - Prostration; müde, träge, besonders an den Knien. Unruhig, Wunsch, sich zu bewegen. Erschöpfung mit Kolik. Zittern des ganzen Körpers. Zucken der Hände und Füße. Hände zittern beim Schreiben.

Schlaf - Benommenheit, oft die Vorstufe von Gelbsucht, mit galligen Symptomen, schlimmer am Vormittag und beim Lesen. Schwere, ängstliche Träume, erwacht nachts mit Asthmaanfall. Viel träumen, bald nach dem Einschlafen, wie am frühen Morgen. Wird von Flatulenz geweckt.

Modalitäten - immer schlechter bei feuchtem, nassem Wetter, Fersen am besten bei warmem Wetter und in Freiluft. Symptome, die sich aus dem Leben in feuchten Häusern und Kellern ergeben, wirken verschlimmernd. Beschwerden durch das Essen von Pflanzen, die in der Nähe von Wasser wachsen. Schmerzen, die dazu führen, dass er oft die Position wechselt. Allgemeine Verschlimmerung durch das Liegen auf der linken Seite.

Nr. 11 Silicea - das Salz für Haut, Haare und Bindegewebe

Synonyme - Silica. Silica Terra. Silex. Dekarbonisierter weißer Kieselstein. Acidum Silicicum (Kieselsäure).

Eigenname - Siliziderde

Allgemeiner Name - Kieselerde

Chemische Eigenschaften - SiOZ

Hergestellt durch Schmelzen von Siliciumdioxid und Natriumkarbonat; gelöster Rückstand, filtriert und mit Salzsäure gefällt. Es ist ein weißes Pulver, das weder schmeckt noch riecht.

Zubereitung - reines Siliciumdioxid wird verrieben. Dr. P. Wilde verwendete vorzugsweise das als „flüssiges Glas“ bekannte Natriumsilikat, das in Wasser löslich ist.

Physiologisch-chemische Daten - obwohl dieses anorganische Salz reichlich

im ganzen Pflanzenreich vorgefunden wird, besonders in Gräsern, Getreide, Pappeln usw., findet man es verhältnismäßig wenig im Tierreich, speziell in den höheren Ordnungen der Wirbeltiere. Spuren von Silica finden sich jedoch in der Asche von Blut, Galle oder Urin und in größeren Mengen (7 Prozent) im Eiweiß, und noch mehr in der Asche der Epidermis, Haaren und Nägeln. Es findet sich auch im Bindegewebe und daher rührt auch seine Wirkung auf Rückenmark, Gehirn und Nerven, da diese durch das Bindegewebe der Nerven verbunden sind.

Allgemeine Wirkung - Silica wirkt hauptsächlich auf die organischen Substanzen des Körpers, einschließlich der Knochen, Gelenke, Drüsen, Haut und Schleimhäute.

Seine Wirkung ist tief und lang anhaltend. Es ist besonders geeignet für schlecht genährte Konstitutionen aufgrund mangelhafter Assimilation. Es ist das Heilmittel für die mit Eiterbildung begleiteten Erscheinungen. Überall dort, wo Eiter in einem Bindegewebe oder Haut im Generellen gebildet wird, kann Silica verwendet werden. Silica entspricht dem Prozess der Eiterung mit den folgenden Unterscheidungsmerkmalen zu anderen Mitteln: Silica reift den Abszess, weil es Eiterung fördert. Calcium sulfuricum, indem es den Eiterungsprozess einschränkt und somit Wunden heilt. Kieselerde ist das Mittel und sollte fortgesetzt werden, bis alle infiltrierten Teile aus der Wunde verschwunden sind. Wenn dann die Wunde nicht heilt, geben Sie Calcium sulfuricum. Tief sitzende Eiterungen, Eiter dick und gelb. Sinnvoll dort, wo eine Eiterung aufgehört hat, aktiv zu sein, aber der Prozess verweilt und der Eiter chronische Depots bildet, klein, groß oder schwer; auch, wo der allgemeine Organismus sowohl gesteuert als auch schwach ist, und das Nervensystem leicht zu erregen ist. In lokalisierter Erschöpfung, wenn die Symptome Lähmungen ähneln.

Silica heilt chronische Gicht artige rheumatische Symptome durch seine stimulierende Wirkung der involvierten Bindegewebszellen und zwingt diese, die angesammelten Harnstoffe abzuschütteln. Durch die Lymphgefäße kann Kieselsäure unterdrückten Fußschweiß wiederherstellen und auf diese Weise ein indirektes Heilmittel gegen Krankheiten sein, die aus der Unterdrückung des Fußschweißes resultieren.

Wenn die Zellen irgendeines Teils des Bindegewebes einen Mangel an Silicamolekülen zeigen, verkümmern sie als Folge.

Leitsymptome und charakteristische Hinweise

Mentale Symptome - Denken schwierig, Aufmerksamkeit schwierig beizubehalten. Kann zwar leicht erregt werden, ist jedoch schnell erschöpft. Stärker geistig als körperlich; Abneigung gegenüber dem Leben. Überempfindlich gegen Lärm und große Reizbarkeit. Eine eigenartige geistige Abstraktion.

Kopf und Kopfhaut - der Patient neigt sich von links nach rechts. Kopfschmerzen mit Schwindel, vor Hunger. Von zu viel Lernen und geistiger Erschöpfung. Kopfschmerzen pulsieren, schlagen, Kälte des Kopfes, mit dem ständigen Bedürfnis, ihn einzuwickeln. Kopfschmerz vom Nacken ausgehend, überwiegend rechts, verstärkt durch Lärm, Anstrengung, Licht, Studium und erleichtert durch Wärme.

Drückender Kopfschmerz von oben nach unten. Zerebrale Kopfhaut empfindlich und wund; Juckreiz. Schmerzhafte Pusteln. Eiternde Wunden. Schweiß auf Kopf von Kindern, gerne den Kopf eingewickelt; große, offene Fontanellen. Offensive Eruption am Hinterkopf. Haare fallen aus. Knoten auf der Kopfhaut.

Augen - ein Heilmittel von großer Bedeutung bei Erkrankungen des Tränensacks. Zystische Tumoren um Augen und Deckel. Katarakt, Amblyopie nach unterdrücktem Fußschweiß. Erkrankungen, die in den Augenwinkeln auftreten. Undurchsichtige Hornhaut nach Pocken. Neuralgie, besonders über dem rechten Auge.

Ohren - empfindlich gegenüber lautem Klang. In die Ohren brüllen. Besonders Entzündungen des Mittelohrs, chronische Eiterung. Entzündliche Schwellung des äußeren Gehörgangs. Dumpfheit des Hörens mit Schwellung und Katarrh der eustachischen Röhren und Paukenhöhle. Entzündung des Ohres nach dem Baden. Taub.

Nase - Nasenspitze rot. Jucken der Nasenlöcher. Niesen; Schnupfen, nasaler Katarrh. Schwellung der Schleimhaut, Geruchsverlust. Unerträglicher Juckreiz an der Nasenspitze. Eingefleischte Geschwürbildung. Eruption um Nasenlöcher und Lippen.

Gesicht - Gesichtsschmerzen mit kleinen Knoten im Gesicht. Akne und Lupus. Haut von Gesicht rissig. Nekrose des Kiefers. Blasser, erdiger Teint.

Mund - Verstopfung der Speicheldrüsen. Ulzeration der Mundwinkel.

Zunge - Verhärtung der Zunge; Geschwür auf der Zunge; Gefühl eines Haares auf der Zunge.

Zähne - heftige Zahnschmerzen in der Nacht, wenn weder Hitze noch Kälte Erleichterung geben. Zahnschmerzen, wenn der Schmerz tief sitzt. Faserige Membran bedeckt die Wurzel der Zähne und ein Abszess bildet sich. Differenzielles Gebiss; Zahnfleisch empfindlich und mit Blasen bedeckt; Aphten.

Hals - vergrößerte Schilddrüse. Halsentzündung. Wenn die eiternde Drüse nicht heilt.

Magensymptome - Kind erbricht, sobald es von der Brust trinkt. Intoleranz von alkoholischen Stimulanzien. Ekel gegenüber Fleisch. Extremer Hunger.

Darm und Stuhlgang - großer Bauch bei Kindern. Vergrößerte Leistendrüsen. Verstopfung verbunden mit Wirbelsäulenerkrankungen, aufgrund von Semiparalyse des Rektums; besonders, wenn Stühle sich zurückziehen. Infantiler Durchfall, übel riechend, mit viel saurem Schweiß auf dem Kopf. Harter, heißer, aufgetriebener Bauch. Verschiebung der Flatulenz. Sehr schmerzhafte Hämorrhoiden. Darmkoliken.

Sexualorgane - Eiterung der Nieren, beladen mit Eiter und Schleim. Rote

und sandige Ablagerung, Harnsäure. Chronische Syphilis mit Eiterungen und Verhärtungen. Chronischer Tripper, mit dicken Eiterentladungen. Sexueller Erethismus mit anhaltenden sexuellen Gedanken. Juckreiz und viel Schwitzen am Hodensack. Prostatitis. Menses sind verbunden mit eisiger Kälte über den ganzen Körper verteilt sowie mit Verstopfung und stinkendem Fußschweiß. Menses früh, aber spärlich; selten reichlich. Brennen und Juckreiz. Menses während Laktation. Abszess der Schamlippen, mit Tendenz zu Öffnungen.

Schwangerschaft - Brüste sind schwer und schmerzhaft, als ob sie platzen. Bei Entzündung der Brüste, Mastitis, um die Bildung des Eiters zu kontrollieren.

Nippel sind spröde und eitern leicht. Wundheit der Füße vom Spann bis zur Sohle.

Atemwege - Lungenentzündung, Stadium der Eiterung. Eitrig, rasselnd, lockerer, reichlicher Auswurf von dickem, gelbgrünem Eiter: Begleitet von hektischem Fieber; starker Nachtschweiß und große Schwäche. Chronische Bronchitis. Kinder mit Nachtschweiß. Heiserkeit, Husten, mit Gefühl von Haaren auf der Zunge, provoziert durch Kitzeln in der Kehle und durch kalte Getränke; schlimmer nachts und generell im Liegen. Sputum reichlich, dick, eitrig, mit Schwäche und tief sitzenden Schmerzen in der Brust. Abszess der Lunge. Husten und Halsschmerzen, mit Auswurf von kleinen Körnchen und Absonderung von schlechtem Geruch.

Kreislauf - Herzklopfen nach heftiger Bewegung. Chronische Herzkrankheit. Orgasmus.

Rücken und Extremitäten - Schmerzen zwischen den Schultern. Karbunkel entlang der Wirbelsäule. Wunden der Extremitäten - es wird eine dicke, gelbe Substanz ausgeschieden, und die Eiterung sitzt tief. Empfindung in Fingerspitzen, als ob sie Eiter bilden. Unterstützen stimulierendes Wachstum von neuen Nägeln. Geschwüre mit brennenden Schmerzen. Chronische Synovitis am Knie, mit großer Schwellung.

Eingewachsene Zehennägel. Offensiver Schweiß in den Achselhöhlen. Nägel brüchig, mit weißen Flecken. Schmerzen durch den Fuß vom Knöchel bis zur Sohle. Schwache Knöchel. Füße unerträglich empfindlich. Krampf der Hand beim Schreiben. Anus und Hände fühlen sich schwer und gelähmt an. Schmerzen in der Schulter, in der Nacht erleichtert. Gliedmaßen und Füße fühlen sich müde und wie gelähmt an.

Nerven - Epilepsie in der Nacht, beginnt im Solarplexus. Schmerz in verschiedenen Teilen des Körpers, als ob eiternd. Empfindlichkeit der Wirbelsäule, mit zahlreichen wiederholten Schmerzen. Spasmodische Schließung der Schließmuskeln. Hysterie und hartnäckige Neuralgie. Betroffene Teile fühlen sich kalt an, sind empfindlich gegenüber Feuchtigkeit. Schwäche mit dem Wunsch, sich hinzulegen. Zittern der Gliedmaßen.

Schlaf - Schlaflosigkeit vom Orgasmus. Herzklopfen, schneller Puls, Hitze. Im Schlaf reden. Rucken der Gliedmaßen während des Schlafes. Schlechte Träume.

Fieber - hektisches Fieber während langer Eiterungsprozesse. Erkältung den ganzen Tag. Empfindlichkeit gegenüber kalter Luft. Schweiß in der Nacht, mit Appetitlosigkeit und Erschöpfung. Viel Schweiß am Kopf. Offensiver Schweiß der Füße.

Haut - Haut sehr empfindlich; Juckreiz, Brennen, Knoten, Geschwüre, Furunkel, Karbunkel, Pusteln. Mit einem offensiven Nässen. Ekzem. Akne. Pusteln sind extrem schmerzhaft. Große Tendenz, in irgendeinem Teil des Körpers Abszesse, Karbunkel und nachfolgende Verhärtungen aufzubauen. Haut heilt mit Schwierigkeit und vereitert leicht.

Gewebe - Pilze, leicht blutender Abszess mit stechenden Öffnungen, entzündlichen Schwellungen, Ulzeration und Nekrose von Knochen. Rachitis. Zelluläre Eiterung mit langsamem Verlauf und nachfolgender Verhärtung. Bösartige Entzündungen. Vergrößerte Eiterung der Drüsen.

Modalitäten - Symptome sind immer schlechter bei Nacht und während Vollmond. Verbesserung während Wärme. Kopfschmerz erleichtert dadurch, dass der Kopf gewickelt wird. Unterleibsschmerzen, Husten, rheumatische Schmerzen, alle gelindert durch Wärme. Im Freien arbeiten; schlimmer von unterdrücktem Fußschweiß oder kühlen Füßen oder vor Kälte.

Nr. 12 Calcium sulfuricum - das Salz der Gelenke

Synonyme - Calciumsulfat

Allgemeiner Name - Gips

Chemische Eigenschaften - $CaSO_4$

Es ist in der Natur als Anhydrit, Gips und Alabaster vorzufinden; auch in verschiedenen Gewässern, die eine dauerhafte Härte aufweisen. Es kommt in flachen Prismen (Selenit) und in erdigen Massen (Gips) vor. Es ist ein weißes kristallines Pulver, löslich in 400 Teilen kaltem Wasser, unlöslich in Alkohol und verdünnt Salpetersäure und Salzsäure. Es kann durch Ausfällen einer Kalziumlösung erhalten mit verdünnter Schwefelsäure gewonnen werden.

Zubereitung - durch Verreiben.

Physiologisch-chemische Daten - im Bindegewebe vorhanden. Das Calcium sulfuricum, welches in der Galle enthalten ist, kommt aus der Leber, wo es die Funktion erfüllt, abgenutzte rote Blutkörperchen zu zerstören, indem ihnen ihr Wasser entzogen wird. Durch einen Mangel an Calcium sulfuricum in der Leber wird diese Zerstörung von abgenutzten roten Blutkörperchen verzögert. Daher enthält das Blut bald ein Überangebot an nutzlosen Zellen. Unter normalen Bedingungen zerfallen alle nutzlosen Blutkörperchen durch Calcium sulfuricum in der Leber; ihre Überreste werden über den Gallenweg aus der Zirkulation ausgeschieden. Aber wenn ein Teil von diesen nutzlosen Blutkörperchen durch Oxidation im Blutkreislauf vernichtet werden muss, wird ihre Ausscheidung damit verspätet werden. Solche Reste werden weder aus der Zirkulation über die Leber ausgeschieden, noch von den Lymphgefäßen aufgenommen, erreichen somit die Schleimhäute und die Haut und erzeugen dort Katarrhe und Eruptionen.

Allgemeine Wirkung - Calcium sulfuricum steht in enger Beziehung zu Eiterung.

Es heilt eitrige Absonderungen von den Schleimhäuten sowie Absonderungen von Tränensäcken und tuberkulösen Geschwüren oder Abszessen der Eingeweide. Es ist heilsam bei Vereiterungen in einem Stadium, in denen sich Eiterinhalte entladen.

Bei allen Leiden, bei denen der Prozess dieser Entladung zu lange dauert, wirkt die Eiterung auf das Epithelgewebe. Wirkt auf das Bindegewebe. Wenn es in einem kleinen Bereich seiner Domänen einen Mangel gibt, ist Eiterung das Ergebnis.

Leitsymptome und charakteristische Hinweise

Psychische Symptome - veränderliche Stimmung. Plötzlicher Verlust von Gedächtnis, plötzlicher Verlust des Bewusstseins.

Kopf und Kopfhaut - Eiterungen, usw., auf der Kopfhaut. Kopfschmerzen mit Übelkeit und mit Gefühl, als ob Augen eingesunken sind. Schwindel, mit extremer Übelkeit.

Augen - tief sitzender Abszess der Hornhaut. Entzündungen der Augen mit Entladung von dickflüssiger, gelber Substanz. Eiter dick und gelb. Retinitis. Tiefe Geschwüre an der Hornhaut. Hornhaut rauchig, Gefühl wie von einem Fremdkörper; muss Auge verbinden, nach einem Augenkontakt mit Splitter. Zuckungen der Augenlider.

Ohren - Taubheit mit Entladung von Eiter aus dem Mittelohr, manchmal mit Blut vermischt, nach Silica. Pickeln um das Ohr.

Nase - Erkältung im Kopfbereich, mit dicker, gelblicher, pumpender Sekretion, oft mit

Blut. Nasenbluten. Einseitiger Ausfluss aus der Nase. Ränder von Nasenlöchern wund.

Gesicht - Schwellung der Wange, wenn Eiterung droht. Kleine Pickel unter dem Bart.

Eruptionen im Gesicht. Pickeln und Pusteln im Gesicht.

Mund - Innenseite der Lippen wund. Raue Wunden an den Lippen.

Zunge - Zunge schlaff, Erscheinung ähnelt einer Schicht aus getrocknetem Ton. Saurer, seifenartiger oder scharfer Geschmack. Gelbe Beschichtung an der Basis. Entzündungen der Zunge bei Eiterausscheidung. Tonfarbene Beschichtung.

Zähne - rheumatischer Zahnschmerz. Zahnschmerzen im Inneren des Zahnfleisches; geschwollen und wund; geschwollene Wange. Zahnfleisch blutet beim Zähneputzen.

Hals - Halsentzündung. Letzte Stufe der ulzerierten Halsschmerzen, mit der Abgabe von gelbem Auswurf. Stadium der Tonsillitis, wenn Abszess entladen wird. Diphtheritis des weichen Gaumens; Eiter ablassend.

Magensymptome - Verlangen nach Früchtetee, Rotwein und grünem, saurem Gemüse. Großer Durst und Appetit. Übelkeit mit Schwindel. Während des Essens Mundhöhle wund. Schmerzen im Magen.

Bauch und Stuhlgang - eitriger Durchfall, gemischt mit Blut. Darmgeschwüre mit Typhus. Schmerzhafte Abszesse am Anus. Schmerzen in der Lebergegend, rechte Beckenseite, gefolgt von Schwäche, Übelkeit und Schmerzen im Bauch. Durchfall nach Ahornsirup und von Wetterwechsel. Prolaps. Verstopfung, mit hektischem Fieber und schwerem Atmen. Eiterartiger, schleimiger Ausfluss aus den Eingeweiden.

Urinaltrakt - roter Urin mit Fieber. Zystitis, chronischer Zustand, Eiterentzündung.

Mit eitrigem, schlammigem Abfluss. Abszess der Prostata. Chronisch eiterndes Stadium der Syphilis. Geschwüre an den Drüsen. Menses spät, lang anhaltend, mit Kopfschmerzen, Zuckungen, große Schwäche.

Atemwege - Husten mit eitrigem Sputum und starkem Fieber. Asthma mit starkem Fieber. Schmerzen auf der Brust. Lungenentzündung, dritte Stufe. Hartnäckige Heiserkeit. Drittes Stadium der Bronchitis.

Schwangerschaft - Mastitis, wenn Materie sich entlädt, nach Silica.

Rücken und Extremitäten - Schmerzen im Rücken und Steißbein. Finger steif. Karbunkel auf dem Rücken. Ischias. Akuter und chronischer Rheumatismus. Hüftgelenkkrankheit, Entladung von Eiter; dieses Mittel, mit Ferrum phosphoricum und vollständige Ruhe werden diese Krankheit heilen.

Nervensystem - Zuckungen. Schwäche und Mattigkeit. Neuralgie bei älteren Personen.

Schlaf - Schläfrig während des Tages, wach in der Nacht. Intensive Träume.

Fieber – Typhus, wenn Durchfall einsetzt. Steigendes Fieber, verursacht durch Eiterbildung. Mit Husten und Brennen in den Sohlen. Eruptionen überall. Jucken der Sohlen.

Haut - kocht; um Störungen zu reduzieren und zu kontrollieren. Schnitte, Wunden, Prellungen, etc., ungesunde Eiterentladungen, die nicht ohne Weiteres heilen. Verbrennungen und Verbrühungen. Karbunkel, die Eiter abgeben. Frostbeulen, eiternde Phase. Schwindel, Pickeln, Pusteln, Schorf. Hautaffektionen mit gelblichem Schorf. Pocken, bzw. Pusteln, die sich entladen. Eitrige Wunden. Geschwüre der unteren Gliedmaßen. Viele kleine Pickel unter den Haaren, bluten beim Kratzen.

Gewebe - Abszesse; Verkürzung des Eiterungsprozesses und Begrenzung der Eiterausscheidung. Gegeben nach Silica. Wird den Abszess heilen lassen. Seröse Schwellungen. Zystische Tumoren. Drittes Stadium der Entzündung, mit klumpiger oder blutiger Entladung. Schleimausfluss beim Husten, usw., gelb, dick und klumpig. Lymphdrüsen geben Eiter ab. Ulzerationen der Drüsen. Eiterungen der Gelenke oder irgendwo anders am Körper. Übermäßige Granulationen, schmerzhaft.

Modalitäten - Anstoß und Erneuerung der Symptome nach dem Arbeiten und Waschen mit Wasser.

Homöopathische Daten - Calcium sulfuricum wurde von Dr. Clarence Conant nachgewiesen. Die Prüfung erschien in den Transaktionen des American Institute of Homöopathie, 1873. Es wird auch in der Allen-Enzyklopädie behandelt.

Verabreichung - dieses Mittel ist auch äußerlich nützlich bei solchen Erkrankungen, wie Geschwüren und Abszessen.

Homöopathische Beziehung - Calcium sulfuricum ähnelt Hepar sulfuris, aber wirkt tiefer und intensiver und ist oft nützlich, nachdem Hepar aufgehört hat, zu wirken. Es ist auch nützlich bei Milchschorf und anderen Hautveränderungen, geschwollenen Wangen;

Silica bei harten Drüsen, Geschwüren, Mandelentzündung, Mastitis.

8. Die 15 „Ergänzungsmittel“

Zu erwähnen sind auch die weiteren Ergänzungsmittel, die nach der Zeit von Dr. Schüßler entdeckt, und in den erweiterten Kreis der relevanten Mineralsalze für den menschlichen Körper aufgenommen worden sind.

Eine grobe Übersicht über die Mittel findet sich im Folgenden:

- Kalium arsenicosum D6 (Kaliumarsenit)
- Kalium bromatum D6 (Kaliumbromid)
- Kalium jodatum D6 (Kaliumiodid)
- Lithium chloratum D6 (Lithiumchlorid)
- Manganum sulfuricum D6 (Mangansulfat)
- Calcium sulfuratum D6 (Kalziumsulfid)
- Cuprum arsenicosum D6 (Kupferarsenit)
- Kalium-Aluminium sulfuricum D6 (Alaun)
- Zincum chloratum D6 (Zinkchlorid)
- Calcium carbonicum D6 (Kalziumkarbonat)
- Natrium bicarbonicum D6 (Natriumhydrogenkarbonat)
- Arsenum jodatum D6 (Arsentriiodid)
- Aurum chloratum natronatum D6 (Gold / Natriumchlorid)
- Selenium D6 (Selen)

- Kalium bichromicum D12 (Kaliumdichromat)

Ergänzende „biochemische Mittel" nach Joachim Broy

Zu erwähnen sind hier auch die erweiterten ergänzenden „biochemischen Mittel" nach Joachim Broy.

Der Heilpraktiker Joachim Broy hat zu den bisherigen Schüßler-Salzen weitere sieben Mineralsalze ergänzt. Diese sind jedoch nicht unter der Markenbezeichnung

Dr. Schüßler-Salze zu beziehen.

- Natrium fluoratum D6 (Natriumfluorid)
- Magnesium fluoratum D6 (Magnesiumfluorid)
- Calcium chloratum D6 (Calciumchlorid)
- Ferrum chloratum D6 (Eisen(II)-chlorid)
- Ferrum sulfuricum D3 (Eisenoxydulsulfat)
- Magnesium chloratum D6 (Magnesiumchlorid)
- Magnesium sulfuricum D6 (Magnesiumsulfat)

9. Schüßler-Salben und Cremes selber herstellen

Die Schüßler-Salze können extern als Balsam, Creme oder Kompresse verwendet werden.

Wenn Sie Glück haben, können Sie einen Anbieter finden, der Fertigsalze der Schüßler-Salze anbietet.

Aber in vielen Ländern müssen Sie selbst Cremes anmischen, was im Prinzip ganz einfach ist.

Zubereitung einer Schüßler-Salz-Creme

Zur Zubereitung eigener Schüßler-Salze ist die Creme eine ganz einfache Form.

Wie es geht:

- Lösen Sie 3 bis 6 Tabletten Ihres gewählten Schüßler-Salzes mit etwas Wasser auf (nur einige Tropfen). Man bekommt einen Tablettenbrei.
- Nehmen Sie etwa 2 Esslöffel Ihrer Lieblingscreme. Am einfachsten ist es, wenn die Creme aus einer bestimmten Menge Wasser besteht. Dadurch kann die Creme mehr wässrige Substanz enthalten.
- Mischen Sie den Tablettenbrei mit der Creme.

Verwendung von Balsam und Creme

Man kann die Creme mehrmals am Tag auftragen.

Tragen Sie die Creme einfach auf die zu behandelnde Stelle auf.

Wenn die behandelte Stelle es erlaubt, können Sie ein wenig massieren, während Sie die Creme auftragen. Wenn mehrere Salben als geeignet erscheinen, kann man sie abwechselnd anwenden. Verwenden Sie zunächst eine Creme auf einmal und verwenden Sie die andere Creme das nächste Mal.

Cremekompresse

Sie können auch eine Creme der Schüßler-Salze als eine Kompresse verwenden.

Die Verwendung einer Kompresse ist eine ziemlich intensive Methode der Verwendung.

- Etwas Creme auf ein sauberes Baumwolltuch geben.
- Legen Sie das Tuch mit der Creme auf den Bereich, der behandelt werden muss.
- Wickeln Sie das Tuch mit einem Verband, um es zu fixieren.
- Lassen Sie die Kompresse mehrere Stunden oder über Nacht stehen.
- Entfernen Sie die Kompresse und reiben Sie den Rest der Creme sanft, bis sie von der Haut assimiliert wird.
- Sie können diese Behandlung wiederholen, wenn sie benötigt wird.

Tablettenbrei

Sie können die Schüßler-Salze auch als Tablettenbrei verwenden, wenn Sie keine fettige Creme auf der Haut verwenden möchten.

- Lösen Sie 3 oder mehr Tabletten Ihres gewählten Schüß-ler-Salzes mit etwas Wasser auf (nur einige Tropfen).
- Sie erhalten einen Tablettenbrei.
- Tragen Sie den Tablettenbrei auf die zu behandelnde Hautpartie auf.
- Sie können die Mischung bei Bedarf mit einer Kompresse und / oder einem Verband fixieren.
- Kleine Bereiche (z. B. Insektenstiche) können ohne Verband bleiben.
- Lassen Sie die Mischung mehrere Stunden oder über Nacht fixiert.
- Entfernen Sie die Mischung und waschen Sie die Haut.
- Sie können diese Behandlung wiederholen, wenn sie benötigt wird.

10. Schüßler-Salze bei Pflanzen und Tieren

Folgendes gilt ebenso bei Mensch, Tier und auch bei Pflanzen: Schüßler-Salze behandeln Krankheiten, indem sie dem Körper defiziente Zellsalze, die 12 anorganischen Verbindungen, die die Zelle bilden zuführen und so die Rückkehr des Körpers zu einer gesunden Funktion unterstützen. Dies basiert auf einem System, das von Dr. Schüßler, einem deutschen Arzt aus dem 19. Jahrhundert, entwickelt wurde, und der Entdeckung der Bestandteile der Zelle um diese Zeit. Dr. Schüßler meinte, dass die Zellen des Körpers ein Gleichgewicht von Wasser, organischen und anorganischen Bestandteilen enthalten. Sowohl die Struktur als auch die lebenswichtige Funktion des Körpers hängen vom Gleichgewicht dieser Bestandteile ab, die von der Natur sowohl im pflanzlichen als auch im tierischen Gewebe geliefert werden.

Gesunde Zellen sind essenziell für einen gesunden Körper. Schüßler-Salze können verwendet werden, um das Gleichgewicht der Körperzellen wiederherzustellen. Obwohl Schüßler-Salze als sehr mild angesehen werden, und in der Regel, wie alle homöopathischen Arzneimittel mit Vertrauen verabreicht werden können, ist es wichtig, die Anwendung dieser Mittel zu unterbrechen, wenn sich die Symptome verschlimmern. Schüßler-Salze können eine Verschlimmerung oder Heilung verursachen, obwohl eine Besserung auftreten sollte, sobald die Anwendung beendet ist.

Während Schüßler-Salze eher einer Mineralsupplementierung als einer homöopathischen Potenz entsprechen, sollten sie mit Vorsicht verabreicht und nach der Heilung abgesetzt werden. Eine der Möglichkeiten, wie wir Gewebesalze für Hunde verwenden können, ist die Verwendung einer Mischung aus allen 12 Salzen zusammen, bekannt als „Bio 12", um ältere Hunde mit allgemeiner Schwäche durch Alterung oder durch chronische Krankheiten wie chronischer Arthritis zu unterstützen. In Tierkliniken werden beispielsweise zwei Dosen „Bio 12“ zweimal täglich für einen Monat verabreicht, für die Dauer von sechs Monaten für die meisten geriatrischen Hunde.

Wenn man die Schüßler-Salze den Hunden auf diese Art und Weise verabreicht, kann man Folgendes bemerken:

- eine Verringerung des Durstes bei Hunden, die große Mengen trinken
- eine Abnahme der Häufigkeit oder Menge der Urinabgabe bei übermäßigem Urinieren
- erhöhte Energie
- Hunde sind bewusster und weniger desorientiert
- einige Kunden sagen: „Ich kann nicht genau sagen, warum, aber mein Hund scheint einfach besser drauf zu sein.“ Mineralsalze korrigieren Ungleichgewichte im Zellstoffwechsel, indem sie die Aufnahme und Nutzung der jeweiligen Mineralien erleichtern.

11. Schlusswort

Das schiere Ausmaß dessen, was die besprochenen Mineralsalze im Körper bewirken, ist überwältigend und scheinbar endlos. Es wird niemals einen kompletten Satz von Beschreibungen der hier behandelten biochemischen Kräfte geben können, denn es handelt sich nicht um lineare Effekte.

Schüßler-Salze wirken einzeln, arbeiten jedoch auch alle zusammen. Es gibt immer noch so vieles, was an diesen Wechselwirkungen nicht verstanden wird. Eine Tatsache, die jedoch offensichtlich ist, ist die Bedeutung, die Zellsalze bei der Ausübung von körperlichen Prozessen haben, und wie sie als Heilmittel helfen können, das Gleichgewicht, von Gesundheit und Wohlbefinden wieder herzustellen.

Mithilfe von Hahnemann und der Homöopathie, Virchow und seinen Zelltheorien, und letztlich den zwölf chemischen Verbindungen, die Schüßler als wichtigste essenzielle Mineralsalze entdeckte, hat Schüßler verändert und revolutioniert, wie Krankheiten betrachtet und behandelt werden können. Er hat eine sichere und einfache Behandlungsform geschaffen, von der alle profitieren können. Eine Form der Behandlung, bestehend aus Heilmitteln, die aus dem hergestellt werden, aus dem Menschen gebaut sind. Was könnte genialer oder schöner sein?

12. Glossar

Dyspepsie - Verdauungsstörungen, auch bekannt als Dyspepsie, sind eine Bedingung für eine gestörte Verdauung. Zu den Symptomen kann Oberbauchfülle, Sodbrennen, Übelkeit, Aufstoßen oder Oberbauchschmerzen gehören. Dyspepsie ist ein häufiges Problem und wird häufig durch gastroösophageale Refluxkrankheit (GERD) oder Gastritis verursacht. In einer kleinen Minderheit von Fällen kann es das erste Symptom der peptischen Geschwürkrankheit (ein Geschwür des Magens oder des Zwölffingerdarms) und gelegentlich Krebs sein. Daher kann eine unerklärliche neu aufgetretene Dyspepsie bei Menschen über 55 oder das Vorhandensein anderer alarmierender Symptome weitere Untersuchungen erfordern.

Exsudation - ein Exsudat ist eine Flüssigkeit, die von einem Organismus durch Poren oder eine Wunde emittiert wird, ein Prozess, der als Exsudation bekannt ist. Exsudat ist abgeleitet von Ausschwitzen, „ausschwitzen", aus dem Lateinischen exsudare, „ausschwitzen, wie Schweiß" (ex „aus" und sudare „schwitzen").

Mastitis - Mastitis ist eine Entzündung der Brust oder des Euters, die normalerweise mit dem Stillen verbunden ist. Typische Symptome sind lokale Schmerzen und Rötungen. Es gibt oft ein damit verbundenes Fieber und allgemeine Schmerzen. Der Beginn ist typischerweise ziemlich schnell und tritt normalerweise innerhalb der ersten paar Monate nach der Geburt auf. Komplikationen können die Bildung von Abszessen umfassen.

Neuralgie - Neuralgie (griechisches Neuron, „Nerv" + Algos, „Schmerz") ist Schmerz in der Verteilung eines Nervs oder Nerven.

Retinitis - Retinitis ist eine Entzündung der Netzhaut im Auge, die die Netzhaut dauerhaft schädigen und zur Erblindung führen kann. Die Netzhaut ist der Teil des Auges, der auch als „sensibles Gewebe" bezeichnet wird. Retinitis kann durch eine Reihe von verschiedenen Infektionserregern verursacht werden. Retinitis, auch Retinitis pigmentosa genannt, hat eine Prävalenz von 2.500 - 7.000 Personen. Dieser Zustand ist eine der Hauptursachen für Blindheit bei Patienten im Alter von 20 bis 60 Jahren.

10635698R00066

Printed in Germany
by Amazon Distribution
GmbH, Leipzig